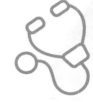

白癜风
答疑解惑

主　编：张熙增

副主编：程少为　刘军连　赵明国

编　者：郝灵灵　郝万利　刘云涛　郑华国　李从悠　崔永玲
　　　　宋　妮　李志华　李孝龙

人民卫生出版社
·北京·

图书在版编目（CIP）数据

白癜风答疑解惑 / 张熙增主编 . —北京：人民卫生出版社，2021.8

ISBN 978-7-117-31846-4

Ⅰ. ①白… Ⅱ. ①张… Ⅲ. ①白癜风–诊疗–问题解答 Ⅳ. ①R758.4-44

中国版本图书馆 CIP 数据核字（2021）第 148167 号

人卫智网	www.ipmph.com	医学教育、学术、考试、健康，购书智慧智能综合服务平台
人卫官网	www.pmph.com	人卫官方资讯发布平台

白癜风答疑解惑

Baidianfeng Dayi Jiehuo

主　　编：张熙增
出版发行：人民卫生出版社（中继线 010-59780011）
地　　址：北京市朝阳区潘家园南里 19 号
邮　　编：100021
E - mail：pmph @ pmph.com
购书热线：010-59787592　010-59787584　010-65264830
印　　刷：北京盛通印刷股份有限公司
经　　销：新华书店
开　　本：710×1000　1/16　印张：9
字　　数：143 千字
版　　次：2021 年 8 月第 1 版
印　　次：2021 年 8 月第 1 次印刷
标准书号：ISBN 978-7-117-31846-4
定　　价：36.00 元

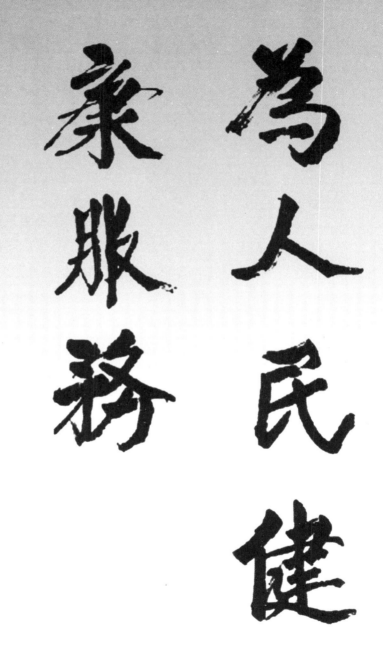

为人民健康服务

王海涛

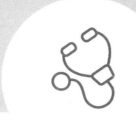

前　言

随着现代医学技术的发展与进步,很多医疗难题都得以攻破。但仍然存在许多未解的疾病,比如癌症、糖尿病、高血压、白化病等,这些疾病没有特效药,只能通过一些药物或者手术来控制其发展。这其中也有部分疑难疾病的基础研究和临床治疗取得了长足进步。白癜风作为一种难治性皮肤病,曾是世界性的医学难题,其病因、病理、治疗、护理等一直是研究的重点。

我国传统医学对白癜风的研究历史悠久,内容翔实、丰富。1974 年在长沙马王堆出土的帛书中记载了大量的外科疾病,因为是以 52 种疾病为基础,故此书被命名为《五十二病方》。在这本书中记载了诸多皮肤病,其中的"白处""白毋奏"等病名就是指包括白癜风在内的色素脱失性皮肤病,并记载了内治、外治、内外合治等多种方法。

近年来,临床和流行病学研究均表明白癜风遵循一种多基因遗传方式。在临床诊治中,目前提出的一些相关假说,主要包括氧化应激学说、黑素细胞自身破坏学说、神经起源学说、自身免疫学说和遗传学说等。运用中、西医两种手段,从多个角度对白癜风进行研究,涌现出大量的临床报道,丰富了本病的研究内容。但就目前国内白癜风发病数据分析，白癜风患者面临的就医现状堪忧，白癜风的治疗现状依然严峻！

截至目前，我国有超过2 000万名白癜风患者，其中3~18岁的儿童和青少年发病率居高。与之不相称的是白癜风临床医师、白癜风专业诊疗机构较少。除去医疗资源相对丰富的地区，我国多数地区在白癜风的专业诊疗方面亮起红灯，不少患者很难接受到正规、专业的治疗，导致很多白癜风患者存在白斑误诊、漏诊、误治的情况。还有部分患者因家庭贫困，延误了最佳治疗时机，从而对学习、工作、婚姻及正常生活造成负面影响。同时，裸露在外的白斑长期得不到有效治愈，还会对患者造成严重的精神压力，身心遭受到严重伤害。如何更好地使白癜风患者得到专业、科学、系统的诊治，并且引导社会公众更多地关爱白癜风患者的生存现状，已成为亟待解决的社会性医疗健康问题。

《白癜风答疑解惑》一书，以权威和专业的视角，汇聚了多位一线临床专家多年的诊疗经验；搜集记录了大量资料并进行反复筛选整理、研究，不断创新；结合最新科学技术及现代医学理念，重建了中医中药治本良方，并把中医理论和现代高科技设备相结合，进行系统性辨证论治，取得了显著的治疗效果；同时也让更多白癜风患者重拾诊疗希望和康复信心。

本书语言通俗易懂，内容深入浅出，贴近生活，讲究实用，旨在全面普及白癜风的基本知识。针对白癜风患者临床上最常见的体表病症、病因、病理、治疗、疗效、误区、护理、饮食、心理及鉴别问题进行权威讲解；客观分析了白斑治愈难度大、周期长、治疗体系不完善的问题，并对其提出有效的解决方案，指导更多患者提高自我康复的意识和能力，做到科学就医，找到适合自己的解决方案，适合广大白癜风患者及家属阅读参考。

我们希望《白癜风答疑解惑》的出版能够为更多白癜风患者带来心灵上的慰藉和战胜白斑的信心。也许生活的本质是千难以后有万难，但我们要相信，不放弃终会与幸福相遇。

同时，我们也呼吁更多的社会爱心群体及公众，增强对白癜风疾病的正确认知，与我们一起自觉加入关爱白癜风患者的行列。每个生命在世界上都是独一无二的，要尊重每个人的健康权利和隐私。白癜风患者本身抵抗病魔就已耗尽心力，来自同胞的冷漠与歧视可能会让他们更加绝望。相比于身体上的病痛,有时精神和心理上的创伤更可怕。愿我们始终都能秉承人性最初的善意,与白癜风患者一起经历生活的不完美,共同迎接更完美的新生活!

张熙增

2021 年 5 月 1 日

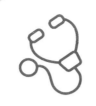

目　　录

< *9* >

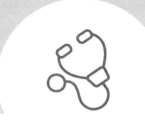

我为什么会得白癜风

 人体肤色由谁来决定

世界上生活着各种肤色的人，皮肤颜色有白、黄、棕、黑之分。而同一种族的肤色也有个体差异，即使同一个人在同一个时期不同部位的肤色也不尽相同。一般而言，女性的肤色较男性的淡，青年人的肤色较老年人的淡。据有关资料记载，人类的肤色受很多因素影响，如皮肤各层的厚度、表皮和真皮的吸收系数等。但是对皮肤颜色起决定作用的因素主要有以下几种。

首先，我们要明白虽然影响皮肤颜色的因素是多方面的，但是黑色素含量却是决定皮肤色泽的主要因素。不难发现，越接近赤道，人们的肤色越黑。因为赤道离太阳最近，所以光照最充足，紫外线也相对强烈。而紫外线对肌肤有着非常大的伤害，会引发皮肤癌。不过我们人体内也存在保护系统，那就是黑色素。提到黑色素就不得不提酪氨酸酶了，酪氨酸酶是影响黑素细胞活性的一种酶，而当皮肤受到日晒时，酪氨酸酶就会刺激黑素细胞产生大量的黑色素,用来吸收紫外线,防止皮肤受到紫外线的损伤。

其次为皮肤中各种色素的含量,例如黑色素、胡萝卜素等。举个例子,如果还原血红蛋白含量增多,皮肤颜色就会变深。当然,决定肤色深浅的主要因素还是皮肤中黑色素的含量。

再次为皮肤解剖学上的差异,薄的表皮易显示出真皮乳头血管内血液的颜色,厚的表皮透光性差,皮肤颜色发黄,如掌跖部皮肤。

最后,皮肤颜色的改变,除上述几种色素含量增多或减少超出正常范围以外,还可由药物、金属、异物或其他代谢产物的沉着而引起,也可能由皮肤本身病理改变导致。

 引发白癜风的"神秘"因素有哪些

临床上很多患者,在白癜风初发时因为没有及时就诊而贻误了最佳诊治时间。导致白癜风发病的原因是多方面的,但根本原因是患者体内黑素细胞产生黑色素的能力进行性减退或消失。这一根本原因主要与以下因素有关。

1. 黑素细胞自毁因素。

2. 内分泌因素。

3. 精神、神经与化学因素。

4. 自身免疫因素。

5. 自由基损伤因素。

6. 氧化应激因素。

7. 酪氨酸酶相对缺乏。

8. 遗传因素。

还有一些诱发因素是不为人知的。下面就让我们来揭秘引发白癜风的"神秘"因素。

白癜风的发生与精神因素关系密切。有研究人员在对一定数量的白癜风患者进行调查时发现,这些白癜风患者在发病初期或稳定期、好转甚至痊愈时,如果受到或再次受到精神创伤、用脑过度或思想紧张等情况都会致使白斑扩大、增多或复发。

局部神经受损也会诱发白斑的发生。患者的白斑是沿神经节段或皮节呈带状或条状分布,有时白斑还会出现在沿口角至下颌角的带状疱疹后,患者伴有局部感觉迟钝。有报道称,白癜风发生于损伤的臂丛神经纤维支配的部位。节段型白癜风,其皮损分布呈节段性,累及一个或数个神经节段,不越过体表中线,呈单侧分布。有研究发现,节段型白癜风中有神经纤维伸入到白斑与正常皮肤交界处的黑素细胞中,这在正常皮肤中是见不到的。

中枢神经系统病变会引发白癜风。大量资料表明,一些感染性疾病如梅毒、麻风病,不仅会引起神经系统损伤,还伴有皮肤颜色改变。皮肤颜色的变化与中枢神经系统病变也有关系,诸如多发性硬化症患者的皮肤也能出现像白癜风那样的色素减退斑。

 三 **在白癜风发病过程中,免疫因素发挥什么作用**

由于人们对免疫学研究的不断深入,最终发现白癜风与免疫功能之间有着微妙的关系。研究人员对一种皮肤边缘隆起白斑的白癜风,以及进展期白斑的边缘与晕痣做了组织切片检查,发现有淋巴细胞或单核细胞浸润,这两种细胞均与免疫功能有关。

在对白癜风患者的血液进行测定时发现,其中有抗黑素细胞抗体,并伴有其他免疫学指标的改变。白癜风患者伴发系统性红斑狼疮、自身免疫性甲状腺炎等自身免疫性疾病的概率,或自身免疫性疾病患者伴发白癜风的概率均比正常人高。

此外,白癜风患者还存在同形反应。目前认为同形反应可能属于一种自身免疫现象。白癜风患者在糖皮质激素治疗下多能取得疗效,血液中存在异常的免疫指标会随着白斑的好转、消失而好转或恢复正常。

通常白癜风患者常伴两大免疫功能紊乱。

第一,体液免疫变化。据有关文献报道,在白癜风患者血液中不仅可以检查出抗胃壁细胞抗体、抗平滑肌抗体,有时还会检查出抗黑素细胞抗体等。

第二,细胞免疫变化。在对白癜风患者的淋巴细胞进行转化试验、自然化斑形成试验时,结果显示T淋巴细胞及其亚群存在异常改变,这些改变提示白癜风患者存在细胞免疫异常。

四　白癜风是血液病吗

白癜风的发生、发展与多方面因素有关,那么白癜风的发生与血液病有关吗?

首先,从白癜风的发病原因来讲,白癜风的发生是由于皮肤和毛囊内黑素细胞数量减少或消失,或是由于黑素细胞内酪氨酸酶活性降低或消失,导致黑色素生成进行性减少或消失而引起的局限性或泛发性脱色素病变。从这方面来讲,白癜风的发生与血液无关。

其次,如上所述,白癜风患者确实存在着神经内分泌学与免疫学上的改变。因此,在对白癜风患者进行抽血化验时必然会有一些检测项目存在异常。据资料显示,白癜风患者可同时伴有血小板减少与血小板表面相关抗体增高的现象。

其他的研究者还发现在白癜风患者中可伴有抗胃壁细胞抗体、抗核抗体等器官特异性抗体,甚至还检查出抗黑素细胞抗体。不过这些异常的化验项目与白癜风是血液病这一说法还是有差异的。

因此,我们不能说白癜风是血液病。患者只是皮肤上的问题,与血液病没有关系。当然,医生可以从白癜风患者的血液中发现异常,或发觉潜在的内部病变,查明原因,对症治疗可提高治愈率,有利于白癜风患者的康复。

五　白癜风与黑素细胞自毁有关吗

我们知道,黑素细胞的主要功能是形成黑色素,它能够维持人体正常、健康的肤色。虽然白癜风确切的发病机制尚不清楚,但是大量的资料证实,黑素细胞自毁可能是导致白癜风发生的因素之一。

有研究人员提出,白癜风的发生是由于黑素细胞本身功能亢进,促使其消耗造成早期衰退,还可能是由于细胞本身合成黑色素的中间产物过多或积聚所致。

也有些研究证明,当黑素细胞出现功能障碍或结构破坏时,黑色素形成减少或停止,但其降解与破坏依然在进行,结果皮肤色素变淡或脱失,导致了白癜风的发生。

在黑素细胞自毁的过程中,会对黑色素功能性运转造成影响。随着黑色素数量逐步减少,诱发白癜风的形成。在我们研究的白癜风患者中,部分患者是在严重晒伤或晒黑时发病,从侧面也支持了黑素细胞自毁学说。

六　物理性因素竟会是白癜风的"幕后黑手"

　　皮肤是人体最大的器官,很多皮肤病的发生都与皮肤直接接触外界环境有关。无论是外界的物理因素,还是化学因素对白癜风的发病都起着不可忽视的作用。我们将诱发和加重白癜风的物理因素总结如下。

日光

　　过度的日光暴晒,可导致黑素细胞功能过度亢进,促使其耗损而导致早期衰退;黑素细胞生成过多,中间产物蓄积,造成黑素细胞的损伤或死亡。但值得注意的是,有的白癜风患者因为担心日晒会加重病情,则长期避光,这对病情也是不利的。适当的日光照射可激活黑素细胞,产生黑色素,使皮肤复色,但是患者应避免长时间的日光暴晒。另外,医生在临床上也会采用光疗手段对白癜风进行治疗。

机械性刺激

　　摩擦、压迫、搔抓是白癜风常见的诱发因素,如戴眼镜者常在鼻梁两侧和耳部出现白斑;胸罩、内裤、腰带过紧,常在乳房、腹股沟、腰部出现白斑;洗澡时用力搓擦,在皮肤擦伤部位出现白斑;儿童因鞋的大小、松紧不适,在足背、内外踝处出现白斑;蚊虫叮咬或皮肤瘙痒反复搔抓后都会诱发局部白斑。

外伤、冻伤、烧伤、手术

　　这些因素不仅能使局部皮肤变白,还可导致正常皮肤周围出现白斑。

七 白癜风的出现竟是祸起炎症

白癜风属于一种原发性色素脱失性疾病，而炎症之后引起的白斑属于继发性色素脱失。很显然，两者有着明显的区别。

但是在临床上，有些患者在感冒、发热、咽痛之后患上了白癜风或加快了白癜风的发展。还有一些患者在病毒感染后，皮损处出现了白斑，有时也会在皮损之间的正常皮肤上出现白斑。这主要是因为炎症造成了患者体内局部神经细胞损伤或导致机体产生应激反应，引发机体局部或全身的免疫或内分泌功能紊乱，最终诱发了白癜风。另外有一些患上湿疹、荨麻疹等过敏性皮肤病的患者，出现白癜风主要是因为免疫功能紊乱。

炎症性白癜风的病因有以下几种。

1. 部分皮肤炎症性反应会诱导抗黑素细胞抗体的产生，使表皮中大量正常的黑素细胞损伤或消失。

2. 炎症导致基底细胞液化变性，进而导致黑素细胞功能受损。

3. 进展期的白癜风患者由于外界的有害刺激导致皮肤出现局部炎症，各种细菌、病毒以及真菌可释放出多种炎症介质以及细胞因子对黑素细胞造成损害。

4. 某些慢性炎症导致皮肤表面角质层增生，表皮增厚，黑素细胞与角质形成细胞接触不良，黑素小体的传输和降解受阻，黑素细胞功能减退或死亡。

八 内脏疾病是引发白癜风的"凶手"吗

有关文献表明,白癜风的发生与自身免疫性疾病有关。在临床上自身免疫性疾病属内脏疾病范畴。那么,内脏疾病会导致白癜风的发生吗?

研究人员对部分白癜风患者进行调查发现,白癜风与一些内脏疾病的关系尚不清楚,但从一些伴发的疾病来看,以胃溃疡为首的胃肠道疾病最多。而胃溃疡的发生与精神、神经因素有较明确的关系。

有关资料证实,精神、神经因素是诱发白癜风发病的常见因素之一。精神紧张或忧虑,多愁善感等不良情绪会导致大脑皮质功能和神经内分泌失调、内环境紊乱、胃酸与胃蛋白酶分泌增多,容易引起胃溃疡和十二指肠溃疡等消化系统疾病。精神因素也是白癜风的发病原因之一。

通过病理分析得出白癜风与内脏疾病是有关联的。自体免疫系统异常以及内脏疾病引发人体的精神变化,最终可诱发白癜风。此外,一旦自身免疫系统与内分泌系统出现功能紊乱,可导致一系列白癜风的并发症,如斑秃、糖尿病、甲状腺功能亢进症、慢性肝炎、肾上腺皮质功能减退症等。因此,白癜风患者一定要重视起来,及时科学诊治,避免并发症。

九 春夏交替,白癜风易发病有哪些"内幕"

每到春夏换季时,为了使机体不受外界紫外线的过度辐射,皮肤会出现色素增加,皮脂腺分泌增加,以保护机体。但在生理、心理因素刺激等应激状态下,就会导致机体内在环境平衡失调,造成黑色素合成减少。

此外,阳光暴晒也是白癜风的发病原因之一。春夏两季是人们出游的高峰时期,裸露的皮肤经过暴晒很有可能会诱发白癜风的发生或者复发。

不过,也有一部分感知上的误区导致人们误以为白癜风"冬轻夏重"。

首先,由于夏季太阳光辐射比较强,导致白斑周围的正常皮肤或者其边缘皮肤色素沉着,颜色变黑,而白斑处由于没有黑色素,经过太阳光的照射只发红不变黑,导致白斑与正常皮肤之间的色调看上去反差加大,因此人们会误认为是病情加重。

其次,在秋冬季节,由于光照强度减弱再加上增厚的衣服,直接导致皮肤接触阳光照射的时间短,人们的肤色会逐渐变淡,变淡的皮肤与白斑之间的色差缩小,人们就误认为是病情减轻、好转而忽视了治疗。

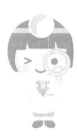

白癜风在一年四季中均可发生,切莫因为视觉误差而贻误了最佳治疗时间。

十　白癜风与肿瘤之间的那些"恩怨"你知道吗

从病理上来看,白癜风是一种原发性色素脱失,而肿瘤则是细胞分裂过度旺盛、组织异常增殖导致的,两者之间没有关联。但是某些免疫系统的肿瘤,如胸腺瘤患者可出现泛发性白癜风,而白癜风患者也存在一些免疫功能紊乱,甚至还会伴发免疫系统的原发疾病,这说明白癜风与免疫系统疾病是有一定关系的。

一些脑部肿瘤患者也有并发白癜风的现象,这种白癜风多发于额部,但经临床验证,其与肿瘤之间没有明确的关系。

值得注意的是,有 10%~20% 的恶性黑色素瘤患者伴发白癜风,两者之间的关系引起了研究人员的关注和重视。经过调查发现,恶性黑色素瘤伴发白癜风主要有以下几种情况。

1. 手术瘢痕处出现白斑,出现葡萄膜炎、头发变白等。

2. 患者切除肿瘤后在全身出现多发性晕痣、泛发性白斑。

3. 恶性黑色素瘤中央出现白斑。

4. 在肿瘤周围形成白晕。

 ## 青少年为何成为白癜风的主流人群

近年来白癜风患者人数在不断上升,且呈低龄化趋势。青少年罹患白癜风的概率大于成年人。

青少年容易罹患白癜风,是因为他们正处在身心发育阶段,神经、内分泌系统相对不稳定,易受到外界环境的影响。

紧张的学业压力

青少年面临各种压力,特别是学业压力,紧张的学习气氛会导致身体各项机能下降,加之没有时间锻炼,免疫力也会随之下降。

不合理的饮食

健康饮食对于人体健康来说非常重要。饮食不当会对身体造成诸多影响,包括白癜风的发生。很多青少年存在暴饮暴食的现象,喜欢吃一些辛辣刺激、不健康的食物,这些对人体的免疫力会产生影响。

不规律的生活作息

通常情况下,紧张的学业压力会影响青少年的作息,如长期睡眠不足,也会导致体能下降,给白癜风带来可乘之机。

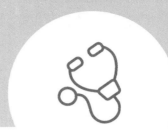

懂得这几个要素，你就能认清白癜风

 实用的白癜风诊断方法有哪些

皮肤上出现了白斑不一定就是白癜风，因为各种白斑的发病机制不同，不同的白斑也会出现不同的反应特征，临床上常见的辨别白癜风的方法主要有以下几种。

伍德灯检查

伍德灯又称伍氏灯或过滤紫外线灯，它通过发射 320~400nm 长波紫外线观察白斑的颜色。如果白斑在灯下呈瓷白色，则患白癜风的可能性比较大；如果呈灰白色或者其他颜色，则不是白癜风。

皮肤 CT 检查

利用光学原理，采用计算机三维立体断层成像技术，直观、实时、动态地观测患者白癜风的发生、发展、疗效与皮损变化等情况，为白癜风患者提供更加科学、可靠的诊断依据。

微量元素检测

研究证实，酪氨酸酶是以铜离子作为辅基，其活性与铜离子密切相关；而酪氨酸酶是黑色素合成的关键酶。因而在对白癜风患者进行检查时，微量元素检测是一项必不可少的程序。为了更准确地诊断出白癜风的发病机制，建议患者进行微量元素检测，以便能从发病根源入手，更有针对性地去调理和治疗。

组织病理学检查

组织病理学检查又称组织活检。需要切下一块皮肤，经过处理后在显微镜下观察白癜风局部皮肤的变化情况。虽然这是一种有创的检查方法，但是对于经过上述无创检查仍不能确诊的患者，组织病理学检查是最终的诊断手段。

白癜风并不是一种普通的皮肤病，治疗也并不是只针对皮肤白斑去使用外用药这么简单，所以正规、系统的检查是必不可少的，这样才能让治疗方案的制订更有依据、更具针对性，从而得到更好的治疗效果。

 ## 二 白癜风好发在身体的哪些部位

白癜风的发生是因为黑色素的合成不足或者异常脱失导致的，因此从理论上说，凡是有黑素细胞的皮肤均有可能发生脱色性病变。但是大量临床案例表明，患者的白斑易发生在阳光照射及摩擦的部位，如面部、颈部、腰带处，女性胸罩的带子或纽扣压迫处，肛门、外阴部等部位，经常处于高度应激状态，易导致其功能出现紊乱。

白斑易出现在以上部位的主要原因可能有两种。

1. 暴露部位的皮肤易受阳光照射，以及外界损伤等因素影响而增加发病的机会。所以在平时大家要注意对经常裸露在外面的肌肤进行护理，预防白癜风。

2. 摩擦部位易发生白斑主要是由于局部创伤所致。一旦受到轻微的外界刺激，皮肤产生黑色素的功能便会很难有效维持，白癜风的症状也会突然降临，迅速地蔓延。所以，对于这些容易受到摩擦的部位，大家也一定要及时预防。

您了解白癜风有哪些临床分型吗

白癜风不仅妨碍了人们的社交活动，也是健康道路上的一块绊脚石，为了能够准确地评估白癜风的发病原因及其治疗效果，临床上对白癜风进行了分型。

节段型

沿某一皮神经节段分布（完全或部分匹配皮肤节段）的单侧不对称的白癜风。少数可呈现双侧多节段分布（图2-1）。

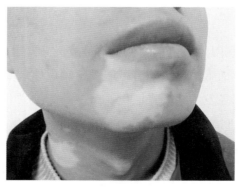

图 2-1　节段型白癜风

非节段型

原称寻常型,包括散发性、泛发性、面颈性、肢端性和黏膜性。

1. 散发性 白斑呈散在性、多发性,往往对称分布,总面积不超过身体表面积的 50%(图 2-2)。

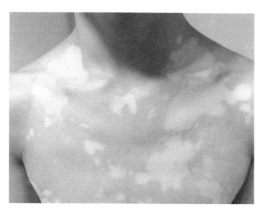

图 2-2 散发性白癜风

2. 泛发性 泛发性的白斑多由散发性发展而来,白斑大多相互融合成不规则的大片,遍及体表的大部分,有时仅残留小片岛屿状正常肤色(图 2-3)。

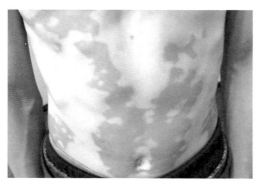

图 2-3 泛发性白癜风

3. 黏膜性　发生于口唇等黏膜部位的白斑（图 2-4）。

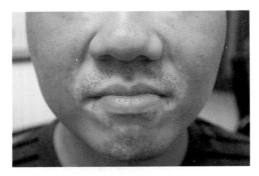

图 2-4　黏膜性白癜风

4. 面颈性　发生于面颈部的多发白斑（图 2-5）。

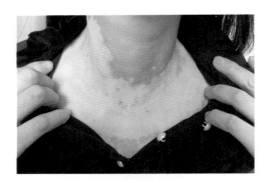

图 2-5　面颈性白癜风

5. 肢端性　白斑初发于人体的肢端，如手足指趾等暴露部位，少数可伴发躯体的泛发性白斑（图 2-6）。

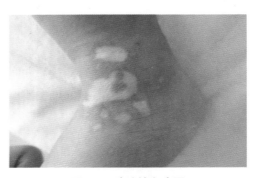

图 2-6　肢端性白癜风

< 16 >

面颈性白癜风和肢端性白癜风在日本又被称为"颜面肢末性白斑"，并认为与免疫因素有关，亦有人认为与甲状腺功能有关，治疗比较困难。

混合型
1~2 年内出现节段型与非节段型并存。

未定类型
原称局限性，白斑大小不一，孤立或成群分布在身体的某一个部位。

四 未雨绸缪，如何识别早期白癜风

人们对白癜风普遍存在着一种误区，认为其是一种易诊断而难治疗的皮肤病。事实上白癜风在早期很少会被人察觉，很多人没有及时进行诊治，才会酿成白斑扩大、加重的后果。

其实，在白癜风的早期是有一些"特殊"之处的：①患处多无痒感，即使有也极轻微。②脱色斑比较少，一般仅有 1~2 片，并且大多数出现在皮肤的裸露部位。③除色素脱失外，脱色斑处的皮肤与周围皮肤一样，没有炎症等其他变化。出现以上症状，如果没有其他皮肤病，首先考虑是早期的白癜风。

患者的白斑一般有如下特点：①白斑的发生部位。白斑多发于易摩擦及阳光照射的部位，如面部、颈部、腹部、前臂、手指、背部等。②白斑的形状。典型的白斑多呈指甲至钱币大小，呈圆形、椭圆形，后期可能扩大或相互融合成不规则的大片，但无论其形状如何变化，白斑边缘总是可见较周围着色加深的色素带或白斑中夹有岛屿状的色素点。还有一种典型的白斑是沿神经分布的带状或条索状脱色斑，白斑的边缘如刀切样整齐。

< 17 >

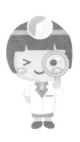

一旦发现患有白癜风，要及时到专业、正规的医院皮肤科进行治疗，要有健康的生活习惯，要有耐心和恒心，坚持治疗。少吃或者不吃辛辣、油腻等刺激性食物，内衣、内裤尽可能选择纯棉制品，不可穿着化纤类的衣物。

五 进展期与稳定期的白癜风该如何区分

临床上将白癜风分为两期，即进展期与稳定期。能准确区分白癜风的进展期与稳定期对白癜风的防治工作十分有利，下面将对两期白斑进行详细阐述。

进展期白癜风

特点：①患者白斑增多，原有白斑逐渐向正常皮肤移行、扩大，境界模糊不清。②患者受到外伤或者遭受机械性刺激（如摩擦），可导致原有的白斑扩大，或在原有正常的皮肤上出现新的白斑，医学上叫"同形反应"。

稳定期白癜风

特点：①患者白斑停止发展，境界清楚，白斑边缘色素加深。②患者白斑不会因外涂药水或机械性刺激而出现同形反应，因此可选用外涂药物，促使稳定期白斑向好转期转化。③在好转阶段，白斑境界清楚，边缘色素加深，并出现色素带，后者逐渐向白斑中央移行而使白斑向内收缩，白斑数目随之慢慢减少。

白癜风的稳定期和进展期并不是绝对的,常常交替出现。白癜风处于不同时期,其治疗原则和手段也不同,因此白癜风的分期治疗很重要。不管是在进展期还是稳定期都应该遵照医生的治疗方法坚持治疗,切记不可自己胡乱用药,盲目治疗。

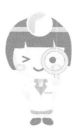

六 儿童白癜风常见病因有哪些

据有关数据统计,儿童患白癜风数量呈逐年递增趋势。儿童白癜风患者年龄较小,心理发育不成熟,如果没有及时治疗,白斑会影响孩子的心理,导致性格出现问题。

儿童免疫力异常

大部分疾病都与人体的免疫力有关。孩子正处于生长发育阶段,身体各个组织器官都未发育成熟,有些小孩一出生自身的免疫力就比较弱。免疫力异常不仅会增加患流感的概率,同时还有可能引发白癜风。

为了避免孩子患该疾病,应让孩子从小加强体育锻炼,增强身体素质,避免因免疫力异常而引发白癜风。

食品污染

儿童比较喜欢吃零食,喝碳酸饮料,这些食品味道很诱人,但是对身体毫无好处。很多不合格的食品中含有各种添加剂、防腐剂、氧化剂等大量对人体有害的物质,长期摄入会对人体健康造成一定损害,甚至可能干扰体内酶的活性,抑制黑素细胞的正常代谢。而黑素细胞缺失或功能异常是导致白癜风的根本原因。

挑食导致微量元素缺失

小孩子挑食的现象很常见，大部分孩子不爱吃蔬菜、水果、杂粮，长此以往会导致营养摄入不均衡。挑食、饮食搭配不均衡会导致体内所需的微量元素缺失，从而影响黑色素的合成，进而引发白癜风。小孩的身体需要各种各样的营养物质来维持正常的生长发育，所以家长要培养孩子均衡饮食的好习惯。

遗传因素

白癜风具有一定的遗传性，如果父母一方患有白癜风，那么遗传给后代的概率会比正常人高。当然，父母患有白癜风，并不代表孩子一定会患白癜风，只是有比较大的遗传概率。孩子在刚刚出生的时候并不一定会发病，但是在成长过程中受环境影响和外界刺激容易诱发白癜风。

生活环境

环境也是影响孩子发病率增高的重要原因之一。比如长期居住在工厂附近，工业生产排放的未经处理的废气、废水以及机动车排放的尾气，都含有大量有害物质，如二氧化硫、强酸、汞等，都会对孩子的身体造成伤害。长期处在这种环境下，也可能导致孩子的免疫功能发生紊乱，诱发白癜风。

 是"谁"诱发了白癜风的同形反应

白癜风的同形反应是指皮肤受到机械刺激或者外伤后在正常皮肤上出现白斑或原有白斑面积扩大、增多的一种现象。

虽然同形反应的发生机制还不十分清楚，但研究资料表明，同形反应可能属于自身免疫现象。诱发同形反应的因素有很多，以外涂药水的刺激及各种原因的皮肤炎症（如湿疹、过敏性皮炎）后继发的同形反应最多，其他因素依次为手术刺激、外伤、机械压迫或按摩，以及局部感染等。同形反应诱发的白

< 20 >

斑大多数局限在炎症或外伤部位,逐渐向四周扩大,亦可是远隔部位的正常皮肤逐渐发生白斑损害。

白癜风患者在生活中应该怎样避免同形反应呢

1. 注意个人卫生,保持规律的作息、健康的饮食习惯,贴身衣物尽量选用纯棉面料,以免发生湿疹、过敏性皮炎等皮肤病。

2. 适当加强体育锻炼,增强自身体质和免疫力,以便更好地调节自身的身心健康,同时也能够给治疗带来更好的帮助。

3. 适当进行日晒,促使黑色素的正常合成。白癜风患者在进行日晒治疗时,一定要防止日晒过度,以免强烈的紫外线破坏黑素细胞,给治疗带来负面影响。

4. 不要接触刺激性强的化妆品和外用药,避免皮肤受到外伤以及长时间的物理压迫或机械摩擦。平时白癜风患者要避免接触含酚类、醌类的化学物品,因为这些物质具有抑制酪氨酸酶活性并直接使皮肤脱色的作用,一般常见于化妆品、消毒剂、橡胶制品中。

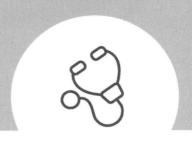

治疗白癜风的方法有哪些

 白癜风的治疗可否一概而论

　　白癜风会严重损害患者的身心健康,对其生活、工作、社交等方面造成影响。有人因病远走他乡、有人因病家徒四壁、也有人因病抑郁寡欢……面对白癜风反复无效的治疗,患者及其亲属都会向医生咨询,究竟有没有一种治疗方法对所有白癜风患者都有效呢?

　　总体而言,白癜风的治疗不可一概而论,要因人施治,因病施治。因为诱发白癜风的因素是多方面的,而且患者存在个体差异,所以同一治疗方法对不同人产生的效果是不同的。多年的临床病例表明,目前没有一种治疗方法对所有的白癜风患者都有效。当一种治疗方法对你无效的时候,并不意味着其他治疗方法也无效。

　　一般而言,早发现、早治疗对于白癜风患者的治疗尤为重要。若延误治疗,白斑继续增加,会直接导致治疗难度增加。

　　另外,患者如在治疗过程中出现新的白斑,说明致病的诱因还没有去除。

若能查到诱发因素并给予适当治疗,病情就会往好的方向发展。在这种情况下,患者需要及时咨询专业医生,调整治疗方法。

 二　初期患上白癜风该如何应对

白癜风常发于人的裸露部位,为此很多患者会遭受周围人的"白眼",找工作四处碰壁,人际关系变得很尴尬;再加上白癜风久治不愈,反复发作,给患者的精神造成了沉重的打击,很多患者还会出现食不下咽、夜不能寐的症状,甚至长期极度低落的情绪让一些患者有了轻生的念头。

患上白癜风,要怎么对待呢

首先,一旦确诊了白癜风,要全面分析其发病原因,然后才能根据病因,进行有针对性的、科学的治疗,并且在治疗过程中,根据病情不断调整治疗方案。

其次,即使诊断出白癜风,也要保持一个良好的心态,积极配合医生进行治疗。因为白癜风是一种需要科学、专业、综合、全方位治疗的皮肤顽疾,其发病因素是多种的。多数白癜风患者发病由多种因素诱发,而非单一因素,所以综合治疗显得尤为重要。祛白斑需要一定的周期,患者在治疗过程中一定要有耐心,切忌有急躁情绪。大量的临床案例证明,通过正确的治疗大部分白癜风患者的病情是能够控制住的。

发展期白斑该如何科学治疗

白癜风发病之后,如果病情得不到及时控制,白斑就会扩散。白斑不断扩散的时期就是白癜风的发展期。发展期也是白癜风病情比较严重的时期之一,这个时候白癜风比较难治,很多患者白癜风停在发展期久治不愈,那么,发展期白癜风怎么治疗效果才好呢?

寻找病因

处在发展期的白癜风患者,一定要到正规的白癜风医院进行科学、合理的检查,要通过检查来看看白斑的面积是否还在继续扩大,身上还有没有新长出来的白斑。科学系统地评估白癜风的病因、病情、病型等情况,并能够为病情提供科学的分期、分型、分性的治疗建议。

心理调节

患者的白癜风处于发展期时,会因为新生的白斑而急于医治,于是就会有病急乱投医、盲目治疗的现象发生,这是非常不正确的,一定要调整自己的情绪,谨慎治疗。

饮食调节

想要控制白斑扩散,就要在饮食上多加注意,避免一些禁忌,比如大量食用辛辣刺激的食物及海产品等,可能会影响病情。

综合治疗

白癜风的发病原因有很多,这与患者的体质和接触环境是分不开的。患者想要有效治疗白癜风,就要结合身体状况、发病原因,科学检测,系统分析,才能制订出合理的治疗方案。所以患者一定要重视起来,不要拖延治疗,不要轻信偏方,更不能擅自用药,盲目治疗,以免导致病情更加严重。

四 治疗中正常皮肤"冒出"白斑该如何对待

临床上我们会观察到一些白癜风患者经过治疗后,在病情趋向稳定或好转时,原本没有白斑的部位竟出现了新的白斑,这种现象令很多患者惴惴不安。经调查发现这种情况在银屑病、斑秃等慢性皮肤病中也可看到。

这种现象的产生常有一定的诱发因素,如心理、饮食,同形反应等。若能查到诱发因素并给予适当治疗,病情会往好的方向发展。如果查不到诱发因素,而新斑又继续增多,加大原用药物的剂量,一般是能控制病情的。再经2~3周的观察仍有新发的白斑时,就要加用或换用其他的治疗方法。

五 孕期患白癜风会对胎儿产生哪些影响

孕妇作为家里的重点保护对象,其一举一动必然会受到全家人的高度重视。在得知孕妇罹患白癜风之后,家人会表现出十分恐慌,因为大家对孕妇患上白癜风之后到底该怎么治这个问题,一直都很关心;而且担心白癜风会遗传给孩子,甚至"传染"给孩子。

首先,需要明确白癜风没有传染性。白癜风确实具有一定的遗传性。白癜风患者的后代大都属于易感人群。但是白癜风的遗传发病率并不是很高,因为白癜风的诱发不是单一遗传因素导致的,而是由先天因素和后天因素共同作用的结果,所以患有白癜风的孕妇不必过于担心。保持良好的心态,做好日常护理,这样才不会影响胎儿的正常发育!

其次,孕期出现白癜风不会对孩子造成直接的不良影响,但白癜风的治疗可能会对孩子产生不利影响。治疗白癜风通常需要口服或外用药物,而且治疗时间较长。从理论上来讲,药物对胎儿的不良反应,除与药物的种类有关,还与孕期、药物的剂量、胎盘的屏障作用密切相关。有关资料表明,胚胎期(孕2~8周)对药物最敏感,剂量越大,毒性越大,药物通过胎盘的可能性越大,对胎儿的危险也越大。

最后,紫外线虽然不能穿透皮肤,但毕竟是一种有害的辐射,长期接受紫外线光疗会不会对胎儿产生影响,科学上也没有定论。

所以,孕妇在治疗白癜风时选择治疗方法与药物应慎重。

 ## 六 儿童发现白斑,家长需要注意些什么

襁褓中的婴儿身上一旦出现了白斑,很多家长都会惊慌失措,因为他们认为出现白斑就是患上了白癜风。但是作为家长首先应该明白,皮肤出现白斑并不一定都是白癜风。许多疾病都可以表现为皮肤白斑,如先天性无色素痣、贫血痣、单纯糠疹等。

白癜风白斑大多数呈纯白色,大小不一,而且这种白斑表面没有鳞屑。再者,白癜风白斑经阳光照射后易变红。家长还可以调查一下家族内是否有白癜风的家族史。

如果怀疑是白癜风,应该马上就医,积极治疗。白癜风早期治疗很重要,对于控制病情发展有着重要意义。建议家长发现白斑后要及时带孩子进行治疗,不要拖延,也不能有侥幸心理。

当然,也要避免盲目治疗。儿童白癜风的治疗方式要有针对性,不要盲

目治疗,尤其是一些外用、局部注射或者口服激素类药物,虽然见效快,但是副作用也比较大,必须在医生的指导下使用。因此建议家长去正规医院接受治疗。

该如何预防儿童发生白癜风呢

首先要提高抵抗力。白癜风在儿童身上出现可能与免疫力下降有关,因此需要让孩子保持适当运动,提高免疫力。其次,在日常生活中需要注意孩子的饮食,帮助孩子从饮食方面做好调理,及时补充身体所缺的微量元素。

 七 **创伤性的白癜风怎么治疗好**

外伤是指由于外界物体的打击、碰撞或化学物质的侵蚀等造成的外部损伤。皮肤外伤是由于各种原因造成的皮肤损伤,包括跌打损伤、烧伤、烫伤、手术等。在生活中和临床上,我们经常见到由于皮肤外伤而引起的皮肤变白。某些皮肤溃烂性疾病,当溃疡愈合后在其瘢痕周围皮肤出现白斑,并逐渐扩大融合。这些现象说明皮肤外伤可能是白癜风发病的一个重要诱发因素。

临床上,我们也常见到这样的案例。有些患者因为外伤而引起皮肤白变或远处皮肤白变,甚至全身皮肤广泛性白变,或原来的白斑扩大、增多,病情迅速发展。

来自外部的创伤为什么会引发白癜风呢

创伤诱发白癜风的发作,可能是因为局部创伤处的神经纤维受损所致;也有可能是因为严重的创伤使机体处于高度的应激状态,使体内的神经内分泌系统功能紊乱,如肾上腺素突然过量分泌而消耗大量的酪氨酸,从而大大降低了黑色素的合成代谢,使黑色素合成减少而引发白癜风。

但不是所有的人在外伤后皮肤都会出现色素减退斑而诱发白癜风,而且诱发白癜风的时间差异也较大,因人而异,有些人在伤口愈合后不久就会发生,也有些人在外伤愈合后数年才发生。

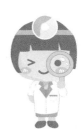

 ## 八 外用药治疗白癜风注意哪"三点"

在治疗白癜风的外用药中,不乏一些刺激性较大的药物,例如免疫抑制类药物、光敏药物等,若使用不当,不仅无法发挥药的治疗效果,甚至会引发局部的不良反应。因此,患者在使用外用药物治疗白癜风时,要注意以下三点。

1. 注意白斑处是否有瘙痒感。白癜风患者的皮肤比较敏感,第一次用药时要减少用量,然后细心观察皮肤有什么变化和感觉,如果皮肤不痛不痒,也没有什么其他变化,再按正常剂量使用;如果出现不适,则应停止使用。

2. 注意白斑处是否出现黑点,白斑有无缩小。既然选择外用药治疗,就必须注意观察疗效。如果白斑面积在逐渐缩小,或者白斑处出现了黑点,说明治疗有效;如果患者持续使用一段时间后,发现白斑内没有黑点,或者白斑还有外扩趋势,就应立即停用,更换治疗方法。

3. 注意是否有过敏反应。患者用药后如果局部出现红肿、瘙痒、刺痛,甚至出现水疱等异常反应,这些都可能是由于用药引起的过敏反应。如外用补骨脂酊、氮芥药水等药物可引起接触性皮炎。有时某些患者的白斑会随着接触性皮炎的发生而扩大、加剧。

此外,进展期的白癜风患者应避免使用刺激性强的外用药物,患处涂药时以微红不肿为度。如果涂抹药物之后,致使患处红肿,应待炎症消退后再使用,或酌情减少涂药次数和涂药时间。一旦出现过敏,必须立即停止用药,与医生取得联系,让医生重新制订治疗方案。

九　药物治疗白癜风会不会有副作用

治疗白癜风的药物有多种,但都有一定的适应证,不一定适合每位患者,用药不对症会导致白斑加重。如果长时间使用,不但会对肝、肾功能产生一定损害,还会加重病情,反而错失了最佳治疗时机,这样会给之后的治疗增加难度,所以不建议患者自行用药。

同时,白癜风的治疗效果和患者的心情是分不开的。白癜风患者多多少少会出现悲观、烦躁、焦虑等负面情绪,这些都是正常的。如果患者不能及时调整,就会加重病情。适当的心理疗法、锻炼对白癜风是有一定积极作用的。患者在平时要保持良好的精神状态,这样对于患者们的治疗很有帮助。

在积极治疗白癜风的同时,患者也要做好各方面相应的预防措施。要是出现白斑,应及时去正规的医院进行治疗,以免耽误最佳治疗时间,造成不可挽回的结果。

在白癜风治疗过程中如何合理用药

在白癜风的治疗过程中经常会使用一些药物,但是长时间的服用某种或某些药物会产生一定的不良反应。因此药物的使用一定要遵医嘱。

慎用铜制剂

由于白癜风患者体内铜离子的含量低于正常人,而铜离子是酪氨酸酶的重要辅基,因此有人用含铜的药物治疗白癜风。但是,直接口服或注射硫酸铜溶液的疗法毒性反应大,会引起中毒。

慎用大剂量类固醇皮质激素类药物

临床验证,类固醇皮质激素治疗白癜风效果确切,而且见效快、使用方便,但是长期、大剂量使用该类药物,患者会出现不良反应。因为这些药物会对机体肾上腺皮质功能产生抑制作用,还会引发痤疮、青光眼、高血压、糖尿病等疾病。另外,婴幼儿及青少年若长期大剂量使用激素还会影响这些患儿的生长发育。

慎用抗肿瘤药物

抗肿瘤药物治疗白癜风容易引起皮肤萎缩、老化,并且这类药物局部反应强烈,常因其光敏反应而使白斑扩大、蔓延,故该类药物宜用于稳定期与好转期白斑,而进展期白斑应慎用。

< 30 >

补铜须谨慎，乱用药身体会出现哪些问题

前面我们介绍过，白癜风患者体内的铜离子含量低于正常人，而铜离子的减少直接影响到酪氨酸酶的活性，可间接导致黑色素的合成减少，进而引起皮肤出现白斑，因此有人用含铜的药物来治疗白癜风。然而也有资料证实，用硫酸铜治疗白癜风不仅所需疗程长，而且口服或经静脉途径用药会引起中毒，同时还会严重损害患者的肝肾健康。那么，白癜风患者到底需不需要补铜呢？

了解白癜风与铜的关系

铜是我们身体中不可缺少的元素之一，它是一种过渡元素，在化学里写成Cu。这种元素直接参与黑色素的合成。如果铜元素出现了缺失现象，就会影响到黑色素的合成，也会诱发白癜风，甚至导致病情加重，所以患者在日常应当多注意对铜元素进行补充。

补铜过量的危害

既然在白癜风的病因中有微量元素的参与，那么说明补铜对于白癜风是有一定帮助的。但是在给患者补铜的时候，也一定要注意，尽量不要过量，否则会对身体有一定危害。过量补铜可能会导致铜中毒，人体会出现恶心、呕吐以及腹痛等症状；大量补铜甚至还会威胁生命。

适当补铜就好

我们都听说过一句话："吃啥补啥"。没错，想要补充铜元素还是很简单的，可以多吃一些含铜量高的食物，比如坚果。拿核桃来说，每100克中就含62毫克的铜。另外常佩戴一些铜配饰，经常与铜接触，对于白癜风治疗都是有一定的帮助。但这些只是辅助的治疗手段，患者要想早日治愈白斑，还是要到正规医院,积极地配合医生的治疗。

 白癜风不及时治疗可能引起哪些严重后果

　　有些患者得了白癜风,觉得病情不严重,白斑面积也不大,位置也不明显,就不着急治疗,往往因此延误了最佳的治疗时机。临床上认为白癜风是一种慢性进行性疾病,稍微受到一点刺激就会开始扩散,而且扩散时间、面积和部位都没有具体的限制,一夜之间发展至全身也是有可能的。

　　白斑通常在暴晒、精神创伤、急性疾病或手术等严重的应激状态后迅速扩散。如果得不到及时的控制,就会不断地扩大、增多,发展成泛发型,不仅会严重影响患者的容貌美观,而且对患者的自尊心、自信心都会造成沉重打击,而这些心理上的变化会进一步加重病情,形成恶性循环。

　　在白癜风发病早期,患者皮肤内的黑素细胞尚未完全受损,此时治疗起来比较容易,并且疗程比较短,治疗费用也相对来说比较低。因此,广大白癜风患者在发现白斑之后一定要及时到正规医院进行医治,以便早日将病情控制住。

 白癜风治疗方法汇总,你治对了吗

　　由于白癜风的病因复杂,类型繁多,病程及发病部位也不尽相同,再加上不同患者对于同一种药物的治疗反应各不相同,因此白癜风的治疗常采用联合手段,进行综合治疗。临床上常见的治疗方法如下。

　　1. 单纯西医西药治疗。

　　2. 单纯中医中药治疗。

3. 中药与西药联合应用。

4. 内服药与外涂药相结合。

5. 手术治疗。

6. 光疗及光化学疗法。

从治疗效果来看，以中西医结合、局部与整体相结合的治疗方法效果最好。值得注意的是，白癜风一般以外治（即外用药物）为主，特别是小面积损害。如果是泛发性白斑，或白斑在短期内迅速蔓延者，应配合内服药物控制病情发展。对于因郁致病，又因病致郁的患者，应进行心理疏导，使患者耐心配合治疗，早日获得理想的治疗效果。

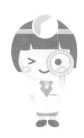

十四　不发不治是误区，白癜风"夏病冬治"正当时

进入寒冷的冬季，白癜风的病程进入相对稳定阶段，而且随着身上衣服的加厚，白癜风患者身上的白斑被遮盖起来，令患者误以为病情有所好转，从而放弃了治疗。其实，在冬季白癜风症状减轻只是假象，如果放弃治疗，病情只会越拖越重，到来年春夏白斑大面积发展，治疗难度升级。因此，冬季随意中断治疗不可取，坚持治疗很重要。

冬季阳光照射没有那么强烈，皮肤也不再暴露，紫外线对皮肤的伤害降低，同形反应发生的概率低，如进行针对性治疗将有助于病情恢复。

在冬季，由于白斑被衣物遮掩，患者面临的社交问题减少，心理舒适度提升，更乐于接受治疗，促进康复。

此外，冬季白癜风发病率低，病情相对稳定，有利于治疗的"乘胜追击"，治疗过程中可省去控制病情发展的时间与精力。且冬季人体对药物的吸收比其他季节好，治疗显效更快，能够很好地缩短治疗周期和康复周期。治疗周期变短,治疗费用减少,省时更省钱。

同时,临床研究发现白癜风的发生、发展和预后,除了受季节气候影响,还离不开饮食、作息及情绪等外在诱因。冬季治疗白癜风,患者要做到合理、均衡饮食,还要保证充足的睡眠时间,规律作息,养成良好的生活习惯,这些都有利于提高酪氨酸酶的活性,有助于黑色素形成。

此外,增强心理素质建设、积极调整心态、消除心理压力等对白癜风的治疗也尤其重要。患者只有对疾病有正确的认知,并且积极进行自我情绪疏导才能对白癜风的康复起到积极的促进作用。

因此,冬季是治疗白癜风的重要时期。患者可在此时选择专业医院进行综合治疗,从而更好地解决身上的白斑问题。

十五 什么是白癜风的中波紫外线照射治疗

窄谱中波紫外线(NB-UVB)光疗法是目前世界上较为先进的皮肤光疗方法之一。它采用峰值为 311nm 的窄谱中波紫外光波,集中了光谱范围中生物活性最强的部分,同时过滤掉不良波段的紫外线,副作用小,作用深度达到皮肤角质层,直接作用皮肤患处,起效时间短,见效快。

窄谱中波紫外线光疗机型大致分为全舱紫外线光疗仪、局部紫外线光疗仪和家用紫外线光疗仪,能方便用于全身和局部皮肤病的照射治疗。

窄谱中波紫外线光疗的适应证为白癜风、银屑病、掌跖脓疱病、玫瑰糠疹、特应性皮炎等多种皮肤病。

窄谱中波紫外线治疗白癜风的生物学作用机制有以下几个方面。

1. 刺激黑素细胞的增殖和移行。当黑素细胞吸收紫外线的能量后,刺激酪氨酸酶的活性,加速酪氨酸的氧化和聚合,使黑色素合成增加。

2. 可以促进角质形成细胞释放促黑素细胞增殖分化的因子,如内皮素 -1、成纤维细胞生长因子等。

3. 窄谱中波紫外线具有免疫抑制作用,可使移行及增殖的黑素细胞免受破坏。

窄谱中波紫外线治疗后红斑反应率低,疾病缓解时间长,恢复时间优于传统的宽谱中波紫外线。窄谱中波紫外线在治疗过程中不需要配合光敏剂,使用简单、方便、安全,在全世界都有广泛的应用。在治疗前进行光敏感度(最小红斑量)测定,能使不良反应降低、提高疗效。

 308nm 准分子激光治疗白癜风的原理是什么

除了 311nm 的窄谱中波紫外线治疗白癜风有很好的疗效,308nm 准分子激光治疗白癜风的疗效更好,可以简单地理解为是 311nm 的窄谱中波紫外线的升级版,是目前白癜风光疗的"终极武器"。

为什么 308nm 准分子激光治疗白癜风会有这么好的疗效

1. 诱导 T 细胞死亡,改善局部免疫(白癜风的直接病因是定居在皮肤中的 T 细胞将皮肤中的黑素细胞杀死)。

2. 刺激黑素细胞增殖(皮肤和毛囊内会残留一部分逃脱自身免疫损伤的黑素细胞,准分子激光可以刺激残存的黑素细胞增殖)。

3. 改善局部微循环,促进黑素细胞合成黑色素。

4. 促进维生素 D_3 和黑素细胞生成,与角质形成细胞功能有密切关系。

5. 激活假性过氧化氢酶。皮肤中的假性过氧化氢酶可以清除氧自由基,给定居在皮肤中的角质形成细胞、黑素细胞提供一个清洁的生存环境,准分子激光可以通过激活假性过氧化氢酶,清除有害的氧自由基。

十七　进口308nm准分子激光和308nm准分子光有什么不同

　　上面提到308nm准分子激光是治疗白癜风的"核武器"。不过有患者在就医过程中会遇到有的医院使用308nm准分子光进行治疗。那么308nm准分子激光和308nm准分子光是一回事吗？

波长

　　308nm准分子激光是308nm的单一波长；而308nm准分子光不是单一波长，波长在290~314nm区间内，308nm是高峰。单一波长被公认是紫外光治疗白癜风和银屑病的最佳波长和黄金标准，能更好地诱导T细胞凋亡，并促进色素合成。

照射面积

　　308nm准分子激光的光斑大小和一元硬币一样大，能够更加精准地照射白斑部位。308nm准分子光照射面积大，对于大面积的白斑，照射起来比较方便，但是对于小面积白斑，有可能照射到正常皮肤上。

光源能量

　　普通的308nm准分子光是一种紫外线光，光源的能量不高。308nm准分子激光是以稳定的氯化氙气体为激光光源，光源稳定、单一，能量高。

　　但对于部分患者来说，只照射308nm准分子激光对病情的恢复是不够的，需要结合患者的具体情况增加一些辅助疗法。同时，白癜风患者平时还要注意做好各种护理工作，才能让白斑尽快恢复。

　　总之，白癜风患者要选择适合自身的治疗方法，不可盲目跟风。单一照光的作用还是有限的，通常需要通过综合治疗才能取得更好的效果。

十八 窄谱中波紫外线和 308nm 准分子激光治白癜风的作用机制有何不同,哪个治疗效果会更好

上面讲了,白癜风光疗有窄谱中波紫外线和 308nm 准分子激光。那么它们治疗白癜风的区别大吗?

波长

窄谱中波紫外线与 308nm 准分子激光使用的波长是不一样的。窄谱中波紫外线使用的是波长为 311nm 的紫外线光,是宽光谱的紫外线(窄谱是相对而言);而 308nm 的准分子激光使用的是波长为 308nm 的激光,波长单一,是一种全新的治疗白癜风的手段,具有较强的靶向性。

适用范围

311nm 窄谱中波紫外线比较适用于大面积的白斑患者,特别是全身泛发的白癜风患者;而 308nm 准分子激光则更适合小面积、局限型的白癜风患者,只照射患者有白斑的部位,不会伤害患者正常的皮肤。

安全性

308nm 准分子激光的安全性更高,不易给患者带来副作用。对于婴幼儿、孕妇等群体都可以采用该疗法;甚至是身体比较敏感的部位,也可以采用 308nm 准分子激光进行治疗,比如眼睛周围的白癜风。

总而言之,308nm 准分子激光和窄谱中波紫外线治疗白癜风都是有效果的。308nm 准分子激光对于面积比较小、局限型的白癜风,治疗效果会更好。而窄谱中波紫外线对于面积比较大的白癜风患者更经济实用。

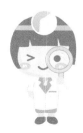

十九　什么是白癜风的手术疗法

在所有非创伤性疗法均无效后,白癜风患者可以考虑手术治疗。手术疗法比较耗费时间,通常比较适合病情稳定的患者,尤其适用于局限型和节段型,其他类型的白癜风暴露部位的皮损也可以采用。治疗需要考虑白斑的部位和大小,进展期白癜风和瘢痕体质患者是移植的禁忌证。

白癜风的手术疗法如下。

组织移植术

组织移植术包括自体皮片移植、微小皮片移植、刃厚皮片移植等。医生从患者身上的健康区域取下一块正常的皮肤,移植到白斑部位。这种类型的植皮手术主要用于白斑面积不是很大的白癜风患者。

细胞移植术

细胞移植术又可分为自体培养黑素细胞移植以及自体非培养表皮细胞悬液移植,适用于大面积皮损。

1. 自体培养黑素细胞移植术　手术过程中,医生先要拿到患者身上正常的皮肤色素样品,然后将其放到一个专门培养黑素细胞的培养液中。当培养液中的黑素细胞成倍增加时,医生就会将其移植到患者色素脱失的区域。

操作步骤较为复杂,包括获取细胞悬液、培养及移植。其体外培养时间通常较长,对培养环境要求较高,容易污染,对专业性要求更高,成本相对比较高。

2. 自体非培养表皮细胞悬液移植术　包括:①表皮黑素细胞与角质形成细胞悬液移植术。②毛囊外毛根鞘细胞悬液移植术。③表皮与毛囊细胞混合悬液移植术。

该方法可将受区面积扩大至供区面积的 80 倍,与皮片移植效果相似。手术效果与白癜风的类型、是否联合光疗、随访时间、手术次数及供受区面积比相关。术后如治疗效果不够理想,需要进行多次手术。

其他外科方法

1. 单株毛囊移植　是将正常部位(主要为枕部)的毛囊单位植入皮损处,通过毛囊内干细胞的逆迁移补充正常黑素细胞,促进复色,适合有白发的皮损。然而操作复杂,易形成瘢痕。

2. 富血小板血浆真皮下注射联合窄谱中波紫外线光疗　效果优于单纯光疗,可能与富血小板血浆中多种生长因子对黑素细胞的作用有关,可作为一种治疗手段。

二十　白癜风外科疗法的适应证和禁忌证有哪些

进展期白癜风通常采用系统药物治疗,如肾上腺皮质激素等。上述疗法无效后,应该寻求其他方法。对于静止期或节段型白癜风患者,可以考虑使用皮肤组织或者黑素细胞移植疗法。这些方法通过向白斑处移植黑素细胞使白斑处重获色素。但要切记,外科疗法的适应证是静止期白癜风患者,否则会降低疗效或造成很多不良反应。

白癜风是否处于静止期可参照下述标准:①两年内原脱色斑没有继续扩大或色素减退加重;②最近两年内没有出现新发白斑;③最近无同形反应发生;④药物治疗后在白斑周围复色,或者白斑中出现自发复色。

外科疗法并不适于所有患者,掌握好该疗法的适应证和禁忌证对于提高疗效至关重要。外科疗法治疗静止期节段型白癜风疗效最好,其次是局限型、节段型,预期治愈率可达 95%。对静止期泛发性白癜风,治愈率可达 48% 左右。

进展期白癜风是外科疗法绝对的禁忌证。由于手术时可能累及真皮,故瘢痕体质也在禁忌证之列。另外,由于外科疗法后有时候会出现局部的色素沉着,所以对于轻微创伤就会有局部色素沉着的白癜风患者,也应该慎重取舍。

中医对白癜风是如何辨证论治的

中医诊治疾病与现代医学有着不同的理论体系,它是通过四诊合参、整体观念、辨证论治等原则进行疾病的诊断和治疗。对白癜风这种顽疾,亦应遵照这些原则,以便治疗有的放矢,使疗效更佳。

所谓中医治疗的整体观念,简单地讲,即人与自然、体内各脏腑之间维系一种协调、统一的整体关系,如此才是人体的健康状态。如因某种原因打破这种整体关系,便会导致疾病的发生。

白癜风古称白驳风,根据中医用字简洁、精辟、概括性强等特点分析,"风"字既代表本病的病因,又形象地概括了本病的病机和临床特点。风虽为春季所主之气,但四季皆可有风,且风性主动善行。风邪为六淫之首,百病之长,即风邪乃是六淫邪气外在的先导或依附。其他外在病邪依附风邪而侵入人体并引发疾病。

总之,白癜风病的病因、病机与风、热、肺、肾的关系极为密切。其次,诸如燥、湿、心、肝、气、瘀、痰、虚等与白癜风的病因、病机也密不可分。

目前国内中医界对白癜风的研究较为活跃,也较为深入。对白癜风的中医辨证主要从皮损特点、颜色、范围、部位、新旧、自觉症状、发病季节、舌象、脉象等方面加以分析。白癜风治疗方法繁多,有内服、外搽、针灸、敷贴、拔罐、气功、食疗等,但都要在辨证论治的指导下进行。

 详解中医治疗白癜风的方法有哪些

中医中药治疗白癜风历史悠久,在临床实践中积累了大量的治疗经验,仅在《本草纲目》的"病疡癜风"一节中就详细记载了 12 种内治药物和 56 种外治药物。

祛风散邪

重视运用解表药,以轻宣肺气,发散腠理,祛除风邪,代表方有防风汤、浮萍丸。若为风热熏蒸所致,可配伍山栀子、黄芩、地骨皮、白鲜皮、苦参等。

祛风通络

病久入络可祛风通络、祛湿通络、温经通络,代表方剂为乌蛇散。

行气活血

主要依据是白癜风的病机为风邪搏于皮肤,气血不和,气血瘀滞,依此选用通窍活血汤。在《备急千金要方》中单用白蒺藜子捣末煎汤服,有疏散风邪,行气活血的作用。古今中医药治疗白癜风不论治法如何,或多或少配伍行气活血药物。如《圣济总录》中以乌蛇散配伍枳壳、丹参、蒺藜子等,《济阳纲目》中的白癜方用当归、川芎、陈皮等。

扶正祛邪

其依据是患者常气血偏虚,腠理开疏,感受风邪,经年不愈耗伤正气,古代医家治疗白癜风等色素脱失性皮肤病的组方中注重补益药的使用。如防风汤用人参、生地黄益气养血;菖蒲酿酒方则选用天冬、麻仁、生地黄、黄芪、石斛、柏子仁等益气滋阴养血。

古代医籍中外治白癜风疗法多种多样,在药物组方、剂型及用法均有其特点:①多用祛风药。②应用动物类药。③重用有毒之品。④外用药剂型多种多样,如溶液、散剂、醋泡剂、泥糊剂、膏剂;涂药前用巴豆、茄蒂、生姜汁等外搽于白斑处,令燥痛甚至微伤,使白斑处充血,有利于药物吸收。

由此可见,中医治疗本病的原则为调和气血。若与情志有关,当佐以疏肝解郁法;若瘀血阻络,当佐以活血通络法;若病久不愈,伴家族史,当佐以补益肝肾法;若见湿象,当佐以祛湿法。

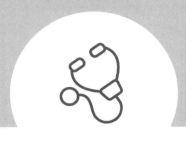

白癜风真的是不治之症吗

 白癜风有可能自愈吗

　　据临床数据统计,白癜风存在自愈可能,但是概率比较低。现代医学研究充分证明,白癜风的发生过程是由于黑素细胞损伤,导致黑色素生成不足造成的。黑素细胞损伤和脱失后,被损伤的黑素细胞可再释放抗原,刺激机体产生更多的抗黑素细胞抗体,使更多的黑素细胞被破坏,因而形成恶性循环,导致大量的黑素细胞失活,从而在皮肤表面形成形态各异,大小不一的斑点,也就是白癜风。所以要治愈白癜风,首先要修复白斑部位的黑色素再生功能。

　　早期白斑面积较小,其中白斑患处的黑素细胞未完全受到破坏,此时给予系统的治疗,能加速黑素细胞生成,从而达到很好的治疗效果。因此,建议患者应当秉承"早发现、早诊断、早治疗"的治疗原则,抓住治疗的最佳时期,系统治疗白癜风。切不可因白癜风的自愈概率而不进行治疗或中断治疗,不要认为初期的白癜风不能带来伤害就不去治疗。

患者要去正规专业的医院进行治疗,可靠的治疗带来可靠的疗效。不要去小诊所或不正规的医院,以防出现误诊、误治的现象,为白斑的扩散埋下隐患。

 ## 如何正确判断白癜风的治疗效果

褪去"白色的盔甲"是每位白癜风患者梦寐以求的事情。在院治疗一段时间之后,到底该怎样判断自己的治疗效果呢? 研究人员表示,患者如果出现以下表现,则证明治疗是有效的。

白斑不再发展

定期监测白斑的发展情况,因为发展期的白斑如果不及时进行药物控制,很容易快速发展至大片白斑,所以密切观察白斑发展状况尤为重要,若原有白斑不再向外扩展,其他部位也无新发的白斑,则表示治疗有效。

白斑的边缘由模糊不清晰转为清晰

病情发展时白斑边界往往不清晰,或者肉眼根本分不清白斑区与正常皮肤的区别,而当白斑与周围正常皮肤出现明显、清晰的分界线,并且界限处肤色明显出现色素沉着,往往提示病情处于稳定期,治疗有了效果。

皮损变化

发展期的白斑色素脱失明显,所以呈现出的白色与周围正常肤色对比明显,边缘内缩,面积也较之前减小,则说明治疗起了效果,白斑正在逐渐恢复。

白斑中央长出毛囊性黑点

无论是光疗、擦药还是正常的太阳光照射,只要白斑处长出毛囊性黑点或点状复色,即表示治疗有效。

白斑色泽转红或逐渐变淡、变模糊，逐渐内缩

出现上述表现，应该抓紧时间继续治疗，以求得最佳疗效。

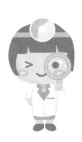

白癜风的控制并非一朝一夕的事，药物起效也需要一个过程，患者应该重视，但不要过分紧张，留心观察自己的皮损变化，以便就医时及时和医生沟通。

三 如何理性应对白癜风的"慢疗效"

在临床上，白癜风被认定为"慢性皮肤病"，这是一个给人距离感的专业医学名词。通常患者很难理解疗效慢的原因，久而久之"慢疗效"也成为困扰患者的心病。

实质上，白癜风虽然是一种皮肤病，但却与个人体质有关。白癜风之所以能发生，是因为个人的内环境由健康状态变为了利于白癜风发生、发展的环境。因此我们要通过治疗来恢复非正常的体内环境。滴水石穿，非一日之功，内环境的调理也不是短时间就能恢复的。因此，治疗时长、显效速度会比一般的皮肤病慢一些。

患者在接受正规治疗时，一定要按照医生给出的方案坚持用药，不能中断治疗或间断治疗，这可能会导致白癜风的发展。此外，不要给自己过多的压力。白癜风的确是一种影响外在容貌美观的疾病，希望大家放平心态，积极治疗。最后，白癜风患者要尽量少接触一些化学用品，注意休息，适当运动，避免外伤，全方面地提高免疫力，实现白癜风的最终治愈。

白癜风是否存在复发的可能

白癜风的发病原因有很多,免疫功能失调是其中的因素之一。因此,部分学者认为白癜风是一种自身免疫性疾病。而自身免疫性疾病的特点之一就是病程缓慢、迁延,病情容易反复,愈后复发比较明显。因此,复发现象在白癜风中是客观存在的。

据国内外有关资料报道,白癜风的复发率为20%~50%,多在治愈2~15个月内复发。如果患者遵医嘱,养成良好的生活习惯,进行正确的饮食调节,部分患者也有可能不会出现复发的现象。

有很多患者在治疗期间对白癜风的护理比较重视,注意科学饮食,养成良好的生活习惯。但是,在病情治疗好转后,又会频繁接触不良因素,这样很容易导致病情反复。不管是白斑治疗期间,还是病情恢复后,患者都不能忽视对白癜风的护理。

巩固治疗是治疗白癜风比较重要的一步,也是容易被患者忽视的一步。有不少患者在治疗时,看到表面白斑消失了,就认为是治疗好了,会立即停止。其实这个时候白斑下的黑色素并没有恢复完全,停止治疗病情很容易反复。因此,患者要注意巩固治疗一段时间,使白斑下的黑色素完全恢复,这样才能使白斑真正消失。

五 **影响白癜风治疗效果的因素有哪些**

白癜风是一种顽固性皮肤疾病,它的治疗需要相对长的时间。并且白癜风的临床治疗效果,个体差别很大。即使是同一个体,在不同时期,不同部位,白癜风的治疗效果也有很大的差别。究竟是哪些因素影响白癜风的治疗呢?

白斑面积的大小

小面积皮损,白斑边缘正常皮肤的黑素细胞通过增殖,可向白斑中心匐行性推移扩展,与白斑周围新出现的色素岛连接,最终覆盖白斑。大面积的白斑,只能依靠皮损区域内毛囊球部的黑素细胞活化、增殖与移行,往往最终只形成色素斑点,较难连接成片,因此,治疗要困难得多。

病程的长短

病程短者,白斑区域内黑素细胞尚未完全破坏、消失,毛囊部位尚存有无活性黑素细胞,通过及时治疗都可能复原,生成黑色素。病程长者,白斑部位的黑色素完全破坏、消失,仅靠毛囊球部的无活性黑素细胞增殖而产生黑色素,治疗相对困难。

发病部位不同

通常面部白斑的治疗见效较快,接着是头部、颈部、后背、前胸、手脚及黏膜,不同部位的治疗效果差异较大。

个体差异

青少年白癜风患者的治疗相比成年人要更容易一些。年龄越大,治疗的难度也就越大。这与不同的致病原因以及机体的代谢状况有关。青少年身体机能相对活跃,对药物的吸收能力相对较好,经过系统治疗后,黑素细胞恢复较快,能更快遏制白斑的发展。其治疗周期缩短,短时间内可加速病情好转、康复。

其他因素

其他影响白癜风治疗效果的因素,还有患者是否积极配合医生治疗、是否注重饮食的禁忌搭配、是否保证良好的生活作息等,以及外伤、各种环境因素。

白癜风不同于一般的皮肤疾病,其病因繁杂,尚无针对所有患者病情的特效药,由此会出现使用了相同疗法,但疗效因人而异的现象。因此,要想获得好的疗效,患者需要充分了解这种疾病,尽早发现,及时治疗。

夏季白癜风易发展,如何降低复发概率

白癜风具有"春生夏长,秋收冬藏"的特点。每年,进入春夏季,白癜风进入发展期,患者身上的白斑会不受控制地发展、扩散。如未及时进行抗复发治疗,到了夏季白斑进入迅速发展期,会给患者的身心造成更为严重的伤害。

进入夏季,紫外线照射强度增加,为避免白斑进一步发展,外出时必须做好防晒工作,避免皮肤长时间、直接暴露在外部环境中。同时,夏季白癜风患者的免疫力较低,需要进行适当的运动,来提高机体的免疫力。但需要注意的是运动量不能过大,强度要适宜,不能大量出汗,运动量过高反而会加重患者的病情,所以运动要适度。

同时,注意劳逸结合,保证充足的睡眠,防止因过度劳累导致免疫力下降,使病情加重。所以,良好的生活习惯和作息规律,可以降低内分泌失调的风险,对白斑的治疗起到辅助作用。

最后,要在心理上消除对白癜风的恐惧。夏季穿着暴露,白斑裸露在外,会给患者带来很大的心理压力,精神因素是诱发白癜风的因素之一。所以,消除心理障碍也是夏季防治白癜风的重要一步。

 掌握秋冬季必备治疗要点,治疗效果会更好

夏季过后,白癜风病情会趋于稳定。此时,很多白癜风患者容易掉以轻心,认为病情稳定,甚至有所好转就可以暂停治疗。患者利用秋冬季节有效治疗白斑,也可以起到事半功倍的效果。

秋季紫外线强度相较于夏季弱,日光中的紫外线相对减少,皮肤受到晒

< 47 >

伤、划伤、烫伤等的概率降低,发生同形反应的概率也相应降低,这就有效地避免了病情反复发作。

此外,由于日光中的紫外线强度减弱,秋季进行光疗时可以不用担心日光中的紫外线与光疗的紫外线能量叠加而产生副作用,光疗的步伐可以迈得更大些,这样可以加快恢复的速度,相对节省治疗的时间和费用。

随着天气转凉、衣物增加,患者身体上的白斑被"捂"起来,患者在夏季因为白斑暴露出来而产生的心理压力也会相对减轻。良好的心态配合科学的治疗会让白癜风的治疗效果更佳。

 八 疗效达不到预期,药物治疗多久能见好

白癜风的治疗药物种类繁多,有外用的、内服的,还可以通过药浴、药物熏蒸、注射等方式进行治疗。其中以口服药物和外用涂抹药膏更为常见。

临床上不建议患者盲目用药,因为白癜风病情复杂,治疗的药物都有一定的适用范围,患者盲目使用不但达不到理想的治疗效果,还可能因为用药不当导致白斑进一步扩散。

此外,有的白癜风患者为了节省费用、时间,只选择药物治疗。白癜风发病诱因复杂,病情易反复,传统单一的药物治疗很难达到标本兼治的效果。长期用药无效,患者不仅身体承受痛苦,并且会有沉重的心理负担。白癜风患者要想使身上的白斑恢复健康,还需要咨询专业医生,采用科学手段进行系统治疗。

九 白斑部位毛发变白,治疗后还能复色吗

经常有患者询问,白斑长在了头皮、眼周、腋下、会阴及肛周,这些部位不但皮肤变白了,而且头发、眉毛、睫毛、腋毛、阴毛等毛发也变白了。这是怎么回事呢?

毛发中的色素主要来源于毛囊外根梢的黑素细胞。如果毛发变白,意味着毛囊中的黑素细胞已经遭到破坏,这对毛发黑色素的恢复非常不利,说明白癜风的病情已经发展到了非常严重的程度,给白癜风的治疗加大了难度。

当然,患者毛发变白并不意味着不可治愈。患者只要谨遵医嘱,坚持针对性治疗,在生活上注意调节饮食、确保营养充足,加强锻炼、保证睡眠,提高身体免疫力,皮肤的白斑复色后,毛发的颜色也会恢复。

十 "愈后防复",恢复期的白癜风应该怎样巩固疗效

经过治疗后的白癜风虽然已经恢复,但是在恢复期的前三年,患者的免疫状态还不稳定,黑素细胞功能才刚刚恢复,此时如果突然受到不良因素刺激,复发的概率会很高。因此,恢复期进行抗复发治疗可大大降低后期复发的概率。

抗复发治疗是指患者完成康复治疗的程序,在康复状态下继续进行一段时间的巩固治疗,包括长期使用外用药物,定期进行光疗以及心理调节等一系列综合治疗。

在这个阶段内,患者要按时到医院进行复查。复查的目的在于了解病情的发展情况,一旦发现可能复发的迹象,及时作出相应对策,起到预防白癜风复发的作用。

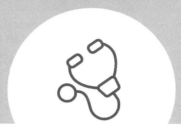

关于白癜风的那些谣言,你信了吗

 白斑久治不愈,哪些治疗误区需要规避

治疗疾病首先要辨证施治,还要根据疾病的特点科学诊疗,否则很容易进入治疗误区,给治疗带来麻烦。在临床治疗中,许多白癜风患者都会进入治疗误区,造成久治不愈的后果,从而丧失治疗信心。那么,常见的治疗误区都有哪些呢?

不进行系统治疗

患白癜风后不到正规医院、不找专家进行系统治疗,导致误诊、误治,不仅耽误康复时间,也为今后的治疗增加难度。

治标不治本,康复效果较差

查找病因非常重要,针对明确的病因确定科学的治疗方法,是白斑快速恢复的重要因素。

重治轻防，导致白斑复发

治疗的同时不能忽视预防，患者平时应养成良好的生活习惯，保持乐观、健康的心态。

迷信偏方，滥用药物

有些患者不选择专业、正规的医院接受治疗，而是四处收集偏方。有些偏方毫无医学依据，患者使用后，可能会加重病情。

惊慌失措，四处求医

得了白癜风，多数患者往往缺少理性思考，病急乱投医，接受许多不科学、不正当的治疗，导致白斑反而越治越严重。

悲观消极，丧失治疗信心

悲观消极情绪不仅对病情的治疗无利，反而还有可能加重病情，对白癜风的康复产生重大影响。

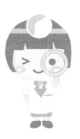

发现白斑后，患者要正确认识白癜风，切忌盲目求医，一定要到正规的白癜风医院进行科学诊治，不要自行滥用药物或使用偏方。生活中要适当运动，保持良好心态，树立康复的信心。

 关于白癜风的皮外表现，你了解多少

为了及早将白癜风治愈，我们必须先了解白癜风的相关体征，早防早治。白癜风的主要特征是皮肤上出现一个或多个白色斑片。除此明显体征，白癜风患者还会出现以下皮肤外表现。

1. 黏膜色素减退，如嘴唇、乳头、乳晕与生殖器等部位。

2. 白癜风患者常常伴有毛发白变。毛发白变大致有两种表现：①毛发白变的下方皮肤也白变。②只有毛发白变而下方的皮肤肤色正常。白癜风的毛发脱色，头发最常被累及，其次是眉毛、阴毛和腋毛。近年来我们发现，眼睫毛及毳毛白变者也不少。

3. 眼、耳部发生相应的病变。经调查发现，少数患者可有视网膜脉络膜变性或脱色，色素斑或斑点形成，色素分布不均匀，眼底呈豹斑状，视盘萎缩或视网膜动脉变窄与骨针样形成，夜盲等改变。有人对白癜风患者的听力和听觉反应测定发现，极少数患者有异常的感觉神经性听力下降，多为轻度到中度。

上面为大家介绍了一些关于白癜风的皮外表现，如果患者出现以上变化，应及时到正规医院进行诊断、治疗，及早将白癜风治愈。

 你所担心的白癜风会传染吗

在日常生活中，一些人总是对白癜风患者"敬而远之"。他们不仅害怕白斑带来的视觉上的恐惧，更多的是害怕患者身上的白斑会传到自己身上。"白癜风会传染"的说法在一些人脑海中早已根深蒂固。为什么会有这种误解呢？

一些有传染性的皮肤疾病（如麻风病），会发生一些类似白癜风样的脱色性改变，让人误以为这就是白癜风，因此不少人认为白癜风是一种有传染性的皮肤疾病。但事实上，白癜风的发生是由于局部皮肤黑色素代谢紊乱而引起的脱色性改变，除了色素减退外，没有其他异常变化。

传染病的传播需要有传染源，具备一定的传播途径及易感人群，而白癜风不是因外界病原体感染导致的，没有传染源。所以与白癜风患者接触是不会被传染的，白癜风本身也不属于传染病。因此在生活中，人们无须对白癜

< 52 >

风患者持恐惧心理。我们应该友好地对待他们，让白癜风患者享受正常人的待遇。

四 患白癜风后，患者的视力会下降吗

我们都知道白癜风在面部出现的概率是很大的。很多患者眼部出现白癜风后，不仅担心白癜风会影响自己的美观，还担心疾病会影响到自己的视力。那么白癜风会影响患者的视力吗？

如同皮肤一样，人的眼睛里也有黑素细胞，一旦受累也可引起相应的病变。眼内黑素细胞分布在视网膜色素上皮和巩膜之间的脉络膜等处。当眼底的黑素细胞受到损伤、破坏时，视网膜可呈豹斑状，给眼睛造成很大的损伤。

据报道，白癜风患者的视网膜异常多为局灶性色素增多，约占 1/4，而正常人只是偶见此情况。脉络膜是色素细胞和毛细血管的外层，在其受损伤或因病变破坏期间，可导致胶质细胞反应性增生，呈黄色病变，这说明白癜风患者也伴有眼内的色素异常。色素增多或减少，或两者兼而有之，白癜风患者要随时观察眼内色素的变化。

有研究指出约 27% 的白癜风患者伴视网膜上皮脱色，其中大部分患者为轻度、局限性病变，仅少数患者出现广泛性、扇形或地图状视网膜上皮萎缩。约 25% 伴有视网膜上皮脱色的白癜风患者有夜盲现象。其余患者没有任何主观感觉。

此外，眼内病变尚有视盘萎缩、视网膜变性与骨针形成。也有统计显示，高达 50% 的白癜风患者有脉络膜视网膜炎或葡萄膜（色素膜）萎缩。

眼部白癜风会影响到视网膜，白癜风患者的眼部病变以眼周色素脱失最常见，也可见瞳孔缘色素的虹膜透照缺损。不过，白癜风的眼病一般不影响视力。

五 白癜风发病与年龄、性别有没有关系

白癜风的发病没有年龄限制，儿童也可发生白癜风，发病率随年龄的增大而增高，有家族史的白癜风患者发病年龄早于无家族史患者。在儿童白癜风患者中常常发生节段型白癜风，比非节段型白癜风患者发病也要早。

一般来说，女性比男性更容易发生白癜风。导致这一现象的原因主要是因为女性发育较早，再加之发育期间内分泌系统会发生一些微妙的变化，而内分泌失调是诱发白癜风的常见因素。

很多女性经常使用化妆品，化妆品对人们的皮肤有伤害，特别是一些不合格产品容易使皮肤老化，毛孔堵塞，出现皮肤炎症，也很可能诱发白癜风。

女性相比于男性更加关注自己的外貌，发生白癜风后到医院就诊的比例更高一些，因此女性白癜风的发病率显得比男性高。

综上所述，女性白癜风患者的初发年龄要早于男性白癜风患者。但是因为各地区人口分布不同，有些地区的白癜风患者也存在男性高于女性的现象。

六 种族差异是诱发白癜风的导火索吗

众所周知，白癜风的发生与黑色素流失有着密切的联系，但是从黑色素的代谢过程看，不同人种患上白癜风的概率并无本质上的区别。

但是，有资料表明，黑色人种的白癜风发病率明显高于白色人种，而黄色人种的白癜风发病率则介于黑色人种与白色人种之间。同一个种族、不同地区罹患白癜风的概率也不同，诱发白癜风的发病因素是多方面的，它与人们的生活、饮食、工作、生态环境等因素密切相关。

造成黑色素消失的原因主要为以下几个方面。

浅色皮肤的黑素体色泽相对较淡,体积较小,为椭圆形,呈集合型分布,即几个黑素体裹在一起;深色皮肤的黑素体则相反,色泽深褐,体积较大,为球形,呈单一型分布,即黑素体单个存在。

黑素体从黑素细胞转移到邻近的角质形成细胞中时,浅色皮肤黑素体主要见于表皮的基底层与棘层,而深色皮肤的表皮各层均可见到黑素体,从而容易使黑色素流失,引发白癜风。

引发白癜风发病的因素有很多,其中一个因素就是深色皮肤中的黑色素合成代谢比较旺盛,一旦给予紫外线那样的激活因素,黑色素合成代谢会极为旺盛,因此会加快黑素细胞的消耗。由于黑色素代谢旺盛,其中间产物的过分堆积反过来又能杀伤黑素细胞,从而阻碍了黑素细胞的合成代谢而发生脱色性病变,这就给白癜风的发病创造了极大机会。

因此,保护好皮肤就是预防白癜风的最好方法。当然白癜风的预防方法有很多,患者平时都要多注意。

七　深色皮肤的人群易患白癜风,有何"秘密"

据有关白癜风的调查资料表明,白癜风在深色皮肤人群中的发病率较高于浅色人群,其原因还不十分清楚,因为从黑色素的代谢及形态看,深色皮肤与浅色皮肤的黑色素合成代谢过程都是相同的,仅在合成的成熟黑色素形态上有区别,其区别如下。

1. 浅色皮肤的黑色素色泽相对深色皮肤较淡。

2. 黑色素从黑素细胞转移到角质形成细胞中时,浅色皮肤的黑色素主要存在于表皮的基底层与棘层,而深色皮肤的黑色素存在于皮肤的各层组织。

3. 两种肤色的黑色素在角质形成细胞中的融化过程有所不同,浅色皮肤的角质形成细胞内的黑色素大部分被角质形成细胞内的溶酶体直接作用而融化,仅部分随着角质形成细胞的成熟而弥散到表皮各层,并随角质层的脱落与表皮分离。而深色皮肤的角质形成细胞内的黑色素则主要是后一条融化途径,即弥散到表皮各层,最后随角质层的脱落而与表皮分离。这就是深色皮肤人群肤色较深的原因。

4. 深色皮肤的人黑色素合成代谢相对于浅色皮肤的人更旺盛。由于旺盛的黑色素代谢,其中间产物过度堆积,反过来又能杀伤黑素细胞,从而阻碍了黑色素的合成代谢而发生脱色性病变。实际上深色皮肤人群接受紫外线照射的机会比较多,这也是深色皮肤人群易患白癜风的原因。

 八 ## 哪种职业人群更容易罹患白癜风

调查发现,近几年,患白癜风的人数在不断上升。世界上任何地区、任何种族的人群均有可能罹患这种疾病。从牙牙学语的娃娃到耄耋老人,均存在着白癜风患者。当然,也有一些人由于工作的原因更容易罹患白癜风。

高强度的户外工作者

外界环境会对皮肤产生刺激,如果长时间在户外工作,并且防护措施比较差,就有可能导致白癜风的发作。尤其是在夏季,阳光中的紫外线强度比较强,长时间在户外工作会导致皮肤长期处于阳光的暴晒下,导致皮肤晒伤,甚至引发皮肤癌。因此,高强度的户外工作者是白癜风的高发人群。

日夜颠倒的夜班工作者

白癜风的发病与作息时间密不可分。临床上很多白癜风的发病都是因为患者不规律的作息习惯导致的。因此,如果在生活中你的职业属于晚班或者几班轮换的模式,那么建议你要提高身体的免疫力,在倒班之后要保持充足的睡眠,同时注意皮肤的护理,保持皮肤及身心健康。

化工厂工作者

某些化学物质对黑素细胞有选择性的破坏作用,可导致皮肤脱色,如作为橡胶防护手套原料的抗氧化剂氢醌衍生物,可引起手和上肢等接触部位的皮肤永久性脱色;再或者经常接触含对叔丁基邻苯二酚耐磨剂等对黑素细胞有选择性破坏作用的化学物质的人员,都有可能发生职业性白斑。

快节奏、高压力职业人群

随着社会的发展,工作、生活节奏不断地加快,在职场上人们面临的压力也在不断增加,加班、熬夜对于一些职业来说都已经是家常便饭。对于这些职业人群,其心理压力也比较大。如果长期处于一种高压环境之下会导致精神紧绷,既不利于身体健康,也不利于心理健康。临床上因为精神因素导致的白癜风病例有很多,因此这些职业人群要特别注意!

九　白癜风是否会祸及下一代

有研究人员发现,25%~50%的白癜风患者有亲属受累,约6%的患者有兄弟姐妹患该病。一项针对北美地区和英国2 624例白癜风患者的调查研究发现,在白癜风患者的兄弟姐妹中,白癜风的患病率为6%,单卵双胎的患病率为23%。白癜风的家族聚集性表明该病有遗传学基础。遗传学研究表明其为非孟德尔式、多因素、多基因遗传模式。虽然针对白癜风患者家族成员发病情况报道不一,但据国外资料统计,血缘关系愈近发病危险度愈高。

白癜风虽然存在遗传因素,但并不是所有个体都会发病。非遗传因素或环境触发因素也在该病的发病机制中发挥作用,如工业污染物、农业中大量化学农药残留、日光暴晒、生活压力以及精神创伤等。因此,一般是在遗传因素和环境因素都具备的情况下后代才会患病。

部分女性白癜风患者在怀孕期间心情急躁、烦闷,长期处在心理压力大且

< 57 >

精神过度紧张的状态中,就会导致人体内分泌失调。不良情绪会对胎儿的正常发育产生影响,更易使胎儿携带的患病基因表达出来,导致孩子发病,而且孕妇自身病情也会加重。

 谁说白癜风患者的婚姻、生育被判上了"死刑"

由于人们对白癜风的认识存在误区,白癜风患者在社会上经常会受到种种歧视。再加上白癜风患者越来越年轻化,很多热恋中的男女,一旦发现对方是白癜风患者或者家族中有罹患白癜风的亲属,这门亲事就会随之销声匿迹。这里有个人原因,但更多的是屈服于家庭的压力。白癜风患者能否婚育,会不会遗传给下一代,不仅是白癜风患者本人及其亲属关心的问题,也是社会上大多数人士想了解的话题。

认为白癜风会遗传给下一代的人,只能说明对该病的病因了解不够全面,从而产生误解。从病因的角度来看,遗传仅是白癜风发病的其中一个因素。白癜风遗传给下一代的概率不如其他遗传性疾病高,因此白癜风患者是可以婚育的。另一方面,就白癜风患者的子女而言,应尽量注意自己的饮食习惯和生活方式,注意劳逸结合,避免暴晒、精神刺激,防止发怒或激动,保持或建立乐观的情绪、开朗的性格,适当参加体育锻炼,可以减少发病乃至不发病。

 女性白癜风患者在怀孕期间需要治疗吗

当女性白癜风患者怀孕之后,在治疗的问题上往往会有很多困扰。无论是患者本人还是家属,都在治疗与不治疗之间犹豫不决。那么,女性白癜风患者在怀孕期间到底需不需要治疗呢?

< 58 >

不建议使用药物治疗

一般来讲,药物对于胎儿或多或少都有一些不良影响,可能导致胎儿畸形,或者影响胎儿的正常生长发育。所以女性白癜风患者怀孕后,不建议再使用药物治疗。不过不要因此担心,因为吃药并不是唯一的治疗方法,目前适合的治疗方法虽然不多,但也是有的。

要选择适当的治疗方法

308nm 准分子激光治疗白癜风疗程短、见效快,适用的人群比较广,老人、儿童和孕妇都可以使用。它不会给孕妇及胎儿造成伤害,怀孕的白癜风患者如果要治疗可以考虑使用这种方法。

当然了,并不是所有患有白癜风的孕妇都可以使用这种方法。这种方法对于初期小面积的白癜风效果比较好,但是对于大面积的白癜风效果就不那么明显了。这也间接地告诉患者朋友们,一旦身上出现白癜风,一定要抓紧时间趁早治疗。

要注意做好日常护理

女性白癜风患者怀孕后需要注意做好护理,这样既有利于控制病情,也有利于辅助治疗。在日常生活中,患者尽量不要吃辛辣刺激的食物,要注意补充酪氨酸和矿物质。另外,平时可以适当晒晒太阳,但是千万不要暴晒,那样很容易刺激白斑扩散;还要保持好的心情,不要因为小事而发怒。

 怀孕期间患上白癜风,选择中药是最佳对策吗

"是药三分毒",任何药物都有不良反应,就算是中药也一样。怀孕期间母体健康与否直接关系到胎儿的健康状况,所以应该慎用口服药物。

从中药的性能来说,孕妇主要禁用或慎用的药物包含以下几类。

1. 有毒之品　有伤胎、腐胎的作用，当禁使用。

2. 滑利攻下类　有伤阴耗气之弊。阴伤则胎失所养，气耗则胎失固摄，胎儿易下坠。

3. 大辛大热类　有不同程度的毒性，有堕胎之弊。

4. 芳香渗透类　有疏通气机的作用，气行则血行，以致迫胎外出。

5. 活血破气类　可使血液循环加速，迫血妄行，气乱则无力固胎。

许多人认为中药是安全的，其实这是误解，许多中药的机制并没有被完全搞清楚，再加上中药成分复杂，是否对孕妇有影响，尚未清楚，所以在应用中药治疗白癜风时，特别是一些具有多种成分的中成药时，应首先明确其成分，然后看这些成分是否对孕妇和胎儿有影响，不能盲目使用。

女人在怀孕后，母体的变化会直接影响胎儿，其代谢与正常人也有所不同，同一药物此时对人体的影响也不尽相同，所以在使用药物时，一定要严格把关，把危害控制到最低。

 ## 十三　如何避免下一代发生白癜风

女性白癜风患者在生育时要尽量避开白癜风的进展期。因为在白癜风的进展期，患者身体的各项功能尚不稳定，加之需要进行一些治疗，服用一些药物，会直接或者间接地影响胎儿的身体发育，甚至会导致不良后果。对此，医生建议女性患者在治好白癜风后再受孕生育，尽最大努力降低疾病本身和治疗给胎儿带来的影响。

白癜风虽然有遗传倾向，但通常只有与外界环境因素共同作用才会发病。因此，有遗传背景的孩子日常要多注意自我保养和护理，科学饮食，避免阳光暴晒和精神刺激，养成良好的生活习惯，避免外伤等，预防白癜风的发生。

此外，家长应该给孩子做好皮肤保护工作，尽量让孩子远离各种化学物品，特别是一些油漆涂料、重金属盐类等有害物。作为家长，要时刻关注孩

< 60 >

子皮肤的变化,若出现白斑、白点等,应及时带孩子进行系统检查,以免耽误病情。

十四 乱用药物会诱发或加重白癜风

临床上,经常会见到因长期服用某种或某些药物致使皮肤出现脱色性病变的患者。这种因使用药物而诱发的白斑被称为药物性白斑。

这种药物性白斑是一种继发性白斑,其发病机制不同,有的是因为直接接触某种药物而诱发的,如发生于眼周的白斑常是由于使用滴眼液引起的;有的是因为光敏作用而诱发的,如服用人造香料、口服降血糖药与降压利尿药等,都具有光敏作用。

如果患者盲目使用外用药治疗白癜风,用对了会起到治疗效果,但是如果用错了只会加重病情,使皮肤产生免疫反应,影响患者自身原有的免疫力,导致白癜风的复发或扩散。另外,有些外用药对皮肤的刺激性是比较大的,患者如果使用不当,不仅无法缓解症状,反而还会对皮肤产生不良的刺激,可能引起严重后果。

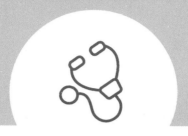

白癜风患者应该如何呵护自己的皮肤

 白癜风治疗过程中需要注意哪些细节

　　白癜风患者不仅要及时到正规医院进行医治，还要在日常生活中进行自我保健。这样不仅能够增强自己的体质，还能缩短疗程。

　　患者对白癜风要树立正确的态度。因为白癜风是一种心身疾病，所以正确的态度、良好的情绪，对治疗具有重要意义。患者应该以积极乐观的情绪，持之以恒地配合医生的治疗，千万不能半途而废，或者轻信江湖郎中而贻误了最佳治疗时间。

　　患者应该保护好自己的皮肤，避免皮肤受到外界的创伤，并且配合医生找出诱发该病的因素，避免病情加重或反复发作。

　　患者要减少对有害物质的接触，减少污染食品的摄入，蔬菜水果一定要清洗之后再食用。纠正偏食的习惯，制订科学营养的饮食规则。

　　在治疗过程中，患者还要保持良好的生活作息习惯，注意劳逸结合，避免机体生物钟的紊乱、神经内分泌失调。

总之,要积极接受治疗,选择适合自己的治疗方案,不要盲目相信偏方,要到正规医院接受治疗。相信科学,一定可以战胜白斑!

 白癜风患者到底该不该"畏光如虎"

据有关资料记载,部分白癜风患者发病前或病情加重前有阳光暴晒的病史。夏季阳光直射地面,紫外线强度大,皮肤经暴晒之后容易引起黑素细胞受损,失去产生黑色素的能力,就会导致色素脱失,出现白斑。为此很多白癜风患者畏光如虎,担心盛夏的到来。

我们知道,阳光中的紫外线能使肤色加深,这是因为紫外线能激发合成黑色素所必需的一种酶——酪氨酸酶的活性,并加速酪氨酸酶转变成多巴、多巴醌等,这样就促进了黑色素的合成。因此,常晒太阳能促进黑色素的生成,加速已经生成的黑色素从黑素细胞转移到表皮各层中去,使肤色加深,从而有利于白癜风的治疗。然而紫外线又能抑制存在于皮肤中被称为巯基的物质,其能抑制酪氨酸酶的活性,不利于黑色素的生成。

因此,白癜风患者可酌情接受阳光照射,但应尽量避免强光暴晒,这样既能促进黑色素代谢,又不会引起皮肤损伤。换言之,白癜风患者应主动地、适度地进行日晒。日晒时间随季节而调整,如初春、秋、冬宜选中午前后,照晒时间可以长一些;春末、夏以上午和傍晚为宜,若选择中午时分则可隔着玻璃照射,照射的时间短一些,次数多一些,这样就可以减少强烈的日光照射对皮肤的损伤,有利于发挥紫外线的治疗效果。

< 63 >

为什么皮肤暴晒后容易发展为白癜风

大量的临床案例证实,白斑的初发部位多在皮肤的暴晒部位。我们知道白癜风的病变主要是因为表皮黑素细胞部分或完全丧失功能,导致表皮明显缺少黑素细胞及黑色素,皮肤的基底层完全缺失多巴染色阳性的黑素细胞。

人经过暴晒之后,由于黑素细胞功能亢进,促使黑素细胞消耗而出现早期衰退;另外暴晒之后可能由于细胞本身所合成黑色素的中间物质过度产生或积聚而损伤黑素细胞。以上两点解释了人在暴晒之后容易发生白癜风的原因。

临床上,部分白癜风患者在接受治疗时是有必要配合太阳光照的。但不是所有白癜风患者都必须晒太阳,这需要在医生的指导下进行。之所以有的患者可以配合太阳光的适当照射,是因为治疗白癜风的药有些属于光敏药物,需要结合清晨和傍晚阳光的照射配合治疗,此时阳光中的紫外线强度适中,可以辅助表皮黑色素的生长以增加其密度,加快基底层黑素细胞的新陈代谢,同时还会增加药物的效果,缩短疾病的进程。

白癜风的发生不仅与暴晒有关,还与人们吸收的一些化学品有密切关系。有些化学品会诱发人体出现代谢紊乱,选择性地作用于黑素细胞,使之变性或死亡,从而影响黑色素的合成,诱发白癜风。

四 **不规律的作息是导致白斑扩散的"罪魁祸首"**

白癜风的出现与患者的生活密切相关。临床上很多学者都认为发现一种诱发白癜风的因素比发明一种治疗方法更有意义。引发白癜风的因素不仅包括社会环境和自然环境,还包含白癜风患者在发病前乃至治疗后的生活作息。

大量的临床案例证明,白癜风的发作与病情的加重,往往与生活作息不规律有关。如果人们的作息不规律,就会导致生物钟紊乱,引发神经内分泌失调进而诱发白癜风发作或加重。

很多患者原本已经在接受系统的综合治疗,但每天都熬夜晚睡,使治疗见效慢,甚至根本无效。有的患者以为身上白斑没有了,就肆无忌惮地熬夜。殊不知,长时间的熬夜有可能会导致白癜风再度复发。

例如,一位女性白癜风患者,在接受治疗之后,白斑范围明显缩小,白斑发展也趋于稳定。但是,由于工作的需要,这位女士连续一周都加班至深夜,之后白斑面积又逐渐扩大。这充分说明了,作息不规律会严重影响患者的康复。

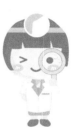

积极治疗、规律作息、健康饮食、改掉坏习惯,好的身体从好的心态和好的习惯开始!

五　环境污染会为白癜风患者带来"无法挽回的伤痛"

调查发现,白癜风的发病率城市要比农村高,工业较发达地区要比工业基础薄弱的地区高。

目前,已知接触某些酚类化合物(如对叔丁酚等)可诱发白癜风。在工业生产中,随着酚类化合物被越来越多的生产和应用,白癜风的发病率也有上升的趋势。

另外,空气、水源、蔬菜、粮食等污染,也可间接导致白癜风的发生。如近年来大量排放的氟类制冷剂破坏了大气层中的臭氧层,导致过量的紫外线照射到地球表面,也会对人体造成伤害。

生活中,工业生产排放的未经处理的废气、废水以及机动车排放的尾气均含有许多对人体有害的物质。同时,种植农作物时过量使用化学药品,如杀虫剂、杀菌剂及催熟剂等,动物被过量喂食生长激素,人们食用以上农作物或动物后会对健康造成不良影响。所以,白癜风的发病与环境因素有着一定关系。

以上这些因素都可能是皮肤病发病率增高的原因。为了防止疾病的发生,人们应该养成良好的生活、饮食习惯,避免给环境造成重荷,给自己带来不必要的麻烦。

六 如何更有效地预防白癜风发生

对白癜风不仅要重视治,更要重视防,防其复发。但是对于此病的预防还没被人们重视起来,甚至在发病前,人们也不知道该怎么去预防。因此,普及预防白癜风的常识,做到有病早治,未病先防,对降低发病率非常重要。

1. 避免环境、食品污染对人体的损害 ①减少对有害物质的接触:尽量较少接触化工原料,特别是酚类化合物、油漆、涂料等。②减少自呼吸道吸入有害物质:不在马路边或烟雾大的场所做剧烈运动。③减少有害食物的摄入:蔬菜、水果食用前要反复冲洗,减少农药等有害残留物。

2. 纠正偏食 养成良好的饮食习惯,做到合理膳食与营养平衡,对本病的预防和治疗有重要意义。根据白癜风的疾病特点,日常生活中应该多食用有利于黑色素合成的食物。

3. 加强自身修养,保持乐观情绪 因为白癜风的发病和病情的加重与精神因素有着密切关系。

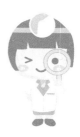

　　白癜风患者梦寐以求的就是自己的病能早日痊愈,其实这个梦想想要实现并不难,只要白癜风患者找对了合适的治疗方法,并且保持良好的日常生活习惯就可达成。

七 白癜风患者体内缺少微量元素该怎么办

　　人体内的各种微量元素,不仅要参与酶的催化功能,还要参与人体内的各种代谢活动以维持正常的生理功能。因此,微量元素在人体中起着重要作用。

　　有文献报道,白癜风患者体内铜和锌的含量低下。在对白癜风患者体内的血清铜氧化酶进行测定时发现,寻常型白癜风血清铜氧化酶活性明显下降。所以,铜元素的不足或缺乏可能是寻常型白癜风的发病机制之一。

　　还有研究表明,部分金属离子对黑色素自身氧化过程中氧化氢生成速率有着不同的影响。所以,微量元素对白癜风的作用靶点可能为①影响黑色素的合成;②影响黑色素的自身氧化。

　　虽然白癜风患者存在某些微量元素下降的情况,但是患者在补充一些缺失的微量元素后,多数看不到效果。这表明微量元素缺乏不是发病的主要原因,可能是继发或伴发的。因此,罹患白癜风的患者不要盲目地补充微量元素,到正规医院进行科学诊治才是正确的途径。

八 白斑处瘙痒是怎么回事

　　从白癜风的发病机制来看,白癜风是一种没有炎症的局部色素脱失斑,表

< 67 >

现出皮肤和毛发变白,皮肤没有萎缩、硬化及脱屑等变化,因此,患者也就没有不舒服的感觉。然而也有患者在诉说病情时,表示患处曾发生瘙痒。

白斑部位出现瘙痒的原因主要有以下两点。

1. 脱色处的皮肤缺乏黑色素的保护,不能阻挡紫外线照射,暴晒后可引起灼痛、红斑及水疱等炎症反应。

2. 如果白癜风患者在没有受到其他外界因素影响而出现瘙痒时,多数提示病情有发展。

当患处皮肤出现瘙痒时,建议患者不要用力抓挠,以免把患处皮肤抓破,进而引起白斑处皮损的感染,或者诱发同形反应,使白癜风的病情更加严重。

需要注意的是,有些白癜风患者在治疗过程中在白斑局部涂抹了一些具有光毒性或光敏性的外用药,通过紫外线的照射促使黑素细胞产生黑色素。由于治疗激发了炎症反应,此时局部出现痒感是正常的,并不意味着白斑在发展。

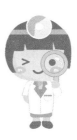

九 冬季病情稳定了,治疗和护理可以放一放吗

与夏季相比,冬季阳光中紫外线的照射强度减弱,裸露的皮肤面积减少,因此致病因素减少。尽管在冬季病情表面上趋于稳定,但并不意味着此时白癜风的治疗和护理就可以松口气,相反,我们要利用这个病情的平稳期加强护理,抓紧时间治疗。

宜多喝水

冬季气候干燥,皮肤容易出现瘙痒、抓挠等情况,从而使白癜风扩散。因此,白癜风患者在冬季要多喝水,不仅能够保持皮肤湿润,还能够起到利尿排毒,促进微循环的作用。

防寒保暖

冬季天气寒冷,容易诱发感冒、咽炎等慢性疾病,导致身体抵抗力下降,使病情加重。因此,白癜风患者要注意防寒保暖,平时多开窗通风,避免细菌滋生,多锻炼身体提高抵抗力。暴露部位的白斑要预防寒冷天气对皮肤的刺激,以免病情加重。

适当进行身体锻炼,可促进热量产生,调节新陈代谢,增强体温调节功能,增加身体免疫力,避免感冒等问题引发白斑扩散。但是,冬季锻炼要注意根据个人体质和年龄有所区别,慢跑、快走是不错的选择。

充足睡眠

冬季进入白癜风的稳定期,也是治疗白癜风的黄金时期,在此期间一定要注重日常护理。在冬季进行科学的护理能够有效控制白癜风的扩散。同时,冬季也是一个养精蓄锐的季节。白癜风患者更应该保持充足睡眠,增加身体免疫力。睡眠期间是黑素细胞生长的最佳时期,患者宜早睡。

 家有白癜风患者,亲人如何帮助他们度过难关

白癜风是临床上常见的难治性皮肤疾病。白癜风的出现,让患者的家人感到惊慌失措,对患者的情绪有着直接的影响。如果家中有人得了白癜风,作为家属一定要正确对待,决不能贻误患者的最佳治疗时间。

多数患者在发病后,忧心忡忡、悲观消沉、思想过度紧张,这对患者的健康和黑色素代谢是有影响的,很容易引起白斑的恶化,导致病情加重,不利于白癜风的治疗。作为家属,应从积极的方面给予患者关心、安慰和引导,在理解患者心理创伤和精神痛苦的基础上,鼓励患者解除心理负担,切忌自觉或不自觉地给患者带来任何不良的精神心理刺激。

家人要多陪伴患者,帮助其释放压力,转移注意力。可以陪患者出去旅游或是做些患者喜欢做的事,也可以一起打球、健身,让患者感受到亲人的关怀和家的温暖,并且能够积极地配合医生进行治疗。

白癜风的康复需要多方面的努力。除了依靠治疗外,在日常生活中,家属也要做好护理和辅助治疗工作,让患者的病情能够更快地康复,远离白斑的困扰。同时,白癜风是一种慢性疾病,康复需要一段较长的时间,家人可以多了解白癜风的相关知识,鼓励患者积极配合医生的治疗,不要中途放弃,以免前功尽弃。

< 70 >

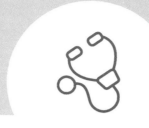

食"色"真的不分家吗

 白癜风总是缠着你,你管住嘴了吗

据文献记载,白癜风患者除了积极地配合医生进行治疗外,还要进行科学的饮食,注意生活起居,这样有助于提高治疗效果。科学的饮食对白癜风患者来说是康复的一个重要环节。

尽量不要吃以下食物

辛辣刺激的食物

不节制地吃辛辣刺激的食物会影响肝脏以及胃肠道功能,从而影响患者对药物的吸收,甚至会扩大白斑面积,导致病情复发。

酒与海鲜要适量

适度饮酒有助于疏通经络、活血化瘀,有利于疾病康复。海产品含有丰富的矿物质,常吃有助于补充人体必需的微量元素,对人体的健康是有益的。但在临床上,由饮酒或吃海鲜导致白癜风发生或加重的病例屡见不鲜,部分患者在饮酒或食用海鲜后,白斑扩大,病情很难得到有效控制。

含酚类食物

单酚或多酚类化合物是合成黑色素的中间物质,这种物质已被证实可经外界摄入而诱发白癜风。

 不可忽略的食物"陷阱"有哪些

很多白癜风患者做梦都想让身上的白斑消失,为此他们在饮食方面小心翼翼,生怕吃错东西,以免白斑肆无忌惮地突袭。为此,我们将白癜风患者在饮食方面的注意事项进行了以下的总结。

白癜风患者在饮食上要注意以下几点:①多食富含酪氨酸与矿物质的食物,如瘦肉、蛋类以及一些黑色食物,如黑米、黑豆、黑芝麻等。②少食过酸和过辣的食物。③可能影响黑色素代谢的食物应予以避免。

有研究发现,饮食中长期缺乏谷胱甘肽,可使皮肤内的酪氨酸酶活性增强。因此,白癜风患者应少吃或不吃富含谷胱甘肽的食物,如洋葱、大蒜、西红柿、鱼、虾、羊肉、辣椒等。尤其不宜饮酒,否则会使病情加重。可多吃胡萝卜、芹菜、茄子、油菜、葡萄、苹果、核桃、花生等。

 饮食要清淡,患者不吃肉真的会更健康吗

白癜风患者饮食要清淡,得了白癜风是不是就不能吃肉了? 肉类是饮食中不可缺少的部分,其所含的营养物质是保障身体正常运转所必需的元素,适量摄入对患者的身体和病情大有裨益,因此,并非所有的肉类都不适合白癜风患者吃。

肉类食物对身体的好处

1. 可使患者心情愉悦。肉类中含有丰富的油脂,煮熟后香味弥漫,能够愉悦心情、激发食欲。

2. 提供优质蛋白。肉类能够提供优质蛋白质,富含氨基酸,更适合人体需要,利用率较高。

3. 帮助新陈代谢。肉类中含有一些脂溶性维生素、矿物质,利于机体的新陈代谢。

4. 可灵活头脑。有学者认为,红肉中所含的DHA是人类大脑发育所必需的。

5. 抵抗病菌。红肉中含有大量的铁和锌,它们是建立人体免疫系统不可或缺的物质。

哪些肉类适合白癜风患者食用

1. 动物肝脏中酪氨酸含量非常丰富,白癜风患者平时可以吃一些肝脏类的食物,补充酪氨酸,促进黑色素的生成。

2. 猪瘦肉、猪皮、猪蹄均含有蛋白质、脂肪和动物胶质等,具有润肌肤、活血脉的功效,尽量选择全瘦型猪肉,里面的蛋白质含量更丰富。

3. 鸡肉含有蛋白质、脂肪、硫胺素、烟酸、维生素及矿物质等,白癜风患者以乌鸡为首选。除此之外,鸡蛋也具有益五脏、健脾胃的功效,适当食用可以补充身体所需的营养元素。

4. 牛肉不仅含有丰富的铁、钾、铜等微量元素,还含有丰富的氨基酸、蛋白质等人体所需的营养物质,可以提高身体的免疫力和抵抗力,对白癜风的康复有好处。

肉类营养丰富,每天定量食用对白癜风的治疗有益,但是羊肉是白癜风患者要少吃或不吃的食物。白癜风患者在补充营养物质的同时,要注意饮食搭配,均衡营养。

四　白癜风患者只能对水果望而止步吗

在临床上,对白癜风患者的饮食是有要求的,导致白癜风患者对许多食物只能望而止步。有一部分患者也非常"听话",他们戒掉了所有水果,防止维生素 C 的摄入,其实这种做法是片面的、不科学的。经过大量的资料证实,白癜风患者是可以吃水果的。

白癜风患者能吃的水果可以分为两类,一类是富含酪氨酸的,另一类就是富含铜、铁、锌等微量元素的,这两类水果可以促进黑素细胞的合成,对白癜风的治疗有较好的协助作用。这样的水果其实并不少见,比如桃子、苹果、梨、木瓜、西瓜、香蕉等,含有丰富的酪氨酸,白癜风患者可以适当吃一点。

白癜风是一种十分顽固的皮肤病,仅靠饮食调节只能起到辅助治疗的作用。患者及时选择专科医院进行正规治疗才是关键。

五　偏食是刺伤白癜风患者的一把利剑

偏食常出现在儿童、青少年身上,但是如今很多成年人也会出现偏食的不良饮食习惯。临床上对一定数量的白癜风患者进行研究时发现,其中部分白癜风患者在发病初期或病情加重前都有偏食的习惯。偏食对白癜风是有一定影响的。

我们很清楚,黑色素的合成必须要有酪氨酸和酪氨酸酶共同参与才能完成。而酪氨酸的来源主要有两种途径:第一,从食物中摄取,经过胃肠道的消化吸收进入机体;第二,由体内某些必需氨基酸转化而来。因此,在日常生活中一定要注重各种食物的合理搭配,保证体内营养均衡,避免导致合成黑色素的必需物质相对缺乏,远离白癜风。

偏食是一种不良的饮食习惯,可导致某些营养元素摄入不足或过剩,影响人体正常生长发育和身体健康。不只是白癜风,一些生活方式相关疾病如肥胖、脂肪肝、糖尿病等就有可能是长期偏食肉类等荤食,不爱吃蔬菜造成的。所以,患者一定要及时纠正偏食、挑食等坏习惯。

六　白癜风患儿在饮食上要注意什么

白癜风患儿处于成长发育的重要阶段,饮食对于他们的康复至关重要,如果我们能够改掉孩子在饮食方面的坏习惯,不仅对白癜风的治疗有利,对于孩子的成长也是有很大帮助的。

很多时候父母谈及孩子的饮食,往往强调的是什么该吃,什么不该吃,然而对于年纪较小的白癜风患儿来说,在饮食方面更要注意养成合理的饮食习惯。

让孩子在吃饭时保持好心情

情绪会影响孩子的食欲,我们想要通过食疗帮助孩子恢复健康的前提条件是孩子不仅要把东西吃下去,还得吸收好。在孩子吃饭的过程中,情绪不好容易引起消化不良或者厌食。

吃饭时不看电视或玩手机

对于孩子来说,他们的专注力容易被别的事物影响。如果边吃饭边看电视,他们很容易关注电视情节而不好好吃饭。对于白癜风患儿来说,想要治好白癜风就必须提升身体素质,可是如果连日常健康饮食都做不到,是很难起到好效果的。

细嚼慢咽有助吸收

对于白癜风患儿来说,饮食的另一目的就是要补充身体内缺乏的营养元素,促进皮肤组织生成黑色素。有时候孩子吃饭快,并不意味着是件好事。对于白癜风患儿来说,细嚼慢咽不仅可以减少胃部负担,还可以促进消化液的分泌,有助于营养的充分吸收。

七 五谷为养,哪些粗粮有助于提高白癜风的疗效

随着生活水平的不断提高,人们对饮食健康的需求越发明显,开始重视粗粮的摄入,如谷类中的玉米、小米、紫米、高粱、燕麦、荞麦及各种干豆类,如黄豆、赤豆等。

对于白癜风患者来说,饮食上除了吃精制的米面之外,也可以适当补充一些粗粮。如米类中含有多种维生素、纤维素和矿物质,具有综合性的保健作用。玉米所含的营养物质可增强人体新陈代谢、调整神经系统功能。糙米、薏仁能提高人体免疫功能,促进血液循环,降低血糖等功效。

甘薯中含有大量维生素和微量元素,包括锌、铁、铜、磷、锰、钙、硒等,均为天然性元素易被人体所吸收。白癜风患者在日常生活中适当吃一些甘薯,对白癜风的恢复是有益的。

此外,自古有"五谷宜为养,失豆则不良"的说法。豆类所含的植物蛋白含量高、质量好,营养价值更是接近动物性蛋白质。白癜风患者常食豆类可增

< 76 >

强免疫力。

白癜风患者应适量食用粗粮,对病情恢复有益,但也需要掌握好度,如粗粮种类过于单一,长期食用后会影响营养均衡。此外,为了适应人体肠道功能,食用粗粮要循序渐进,不可因食用过量造成肠胃不适。食用粗粮后,可以多喝些水,粗粮中的纤维素需要有充足的水分才能更好地被吸收、利用。但饮食只是治疗白癜风的辅助手段,患者还是要接受科学、专业、系统性的治疗。

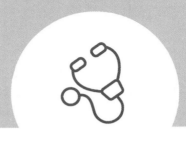

病由心生，神经精神因素与白癜风

 坏情绪是导致白癜风扩散的"帮凶"

　　白癜风的发病因素是多方面的，情绪因素就是其中之一。多数白癜风患者在发病前后都会出现忧心忡忡、悲观消沉等不良情绪，以及寝食不安、失眠等症状，严重影响学习、工作、生活，有的人还为此选择轻生。"因郁致病"与"因病致郁"都对黑色素代谢有严重的影响，特别是在女性患者中极为明显。

　　另外，由于心情过于紧张，患者体内会分泌过量的肾上腺素以应付紧急状态，而肾上腺素是由酪氨酸转变而来的，如果肾上腺素分泌过多势必会耗损酪氨酸，进而影响黑色素的合成，同样不利于白癜风的治疗。

　　这是一个连锁反应，当一个人长期处于抑郁、思虑过多的状态，很容易导致食欲不振、恶心、呕吐等情况。长此以往会导致机体营养跟不上，体内微量元素缺失，抵抗力减弱，为白癜风的侵袭和扩散创造条件。

　　我们在临床诊治的过程当中发现，精神因素是导致白癜风的一种常见病因。很多患者在患病前曾受到过重大打击，或心理上受到严重创伤等，正是因为这些心理精神因素诱发了白癜风。而对于患病后的患者来说，如果仍有各种不良情绪存在，会给治疗以及病情恢复带来很大的阻碍。各种不良情绪会加快白癜风病情的发展，影响治疗效果。因此，大家一定要多加注意，调整好自己的情绪，拥有一个健康、积极、乐观的心态，这样加上全面系统的治疗，白斑才能早日康复！

二　白癜风患者会产生严重的心理障碍吗

一个人外表的变化对其性格、行为都会产生很大影响，白癜风患者亦是如此。白癜风的发生会引发出多种心理问题。

心理学家在对白癜风患者进行问卷调查时发现，很多白癜风患者表现出不愿意与亲朋好友及同学交往，回避各种社交活动，惧怕别人知道自己患了白癜风，生怕受到歧视。这些白癜风患者都存在焦虑、抑郁、自卑等心理障碍。

社交障碍

白癜风患者在工作、学习、生活中不愿与他人交流，害怕面对别人异样的眼光，甚至感觉接近别人也是自取其辱，就算是身边人的真心帮助也不愿意接受，总感觉别人是在同情、可怜自己，认为自己不需要这样的同情，甚至认为别人是在嘲笑自己。

心理压力

患者的病情通常都会出现白斑扩散的情况，表现为皮损面积逐渐扩大、有新皮损出现等。少数患者的病情发展较快，短时间内皮损泛发，造成皮肤、毛发脱色。病情的反复会导致患者的恐惧心理加剧，整日忧心忡忡，造成精神高度紧张，心理压力明显加大，甚至出现行为异常的情况。

情绪障碍

白癜风患者经历了社交障碍和孤独感的冲击之后，情绪自然会变得越来越难以控制，想发脾气，觉得自己不开心，被很多负面情绪包围着，越来越无法躲避。

心理学家分析，长期的焦虑、抑郁状态，再加上很多患者对白癜风的发生、转归了解不多，一旦经过多次治疗却未获得明显疗效，就会灰心丧气，甚至产生厌世轻生的念头。这些不良的心理活动反过来也会影响白癜风的治疗效果。

因此，心理学家表示，白癜风是一种心身疾病，必须要及时进行治疗，并且还需要结合心理治疗。

 如何帮助白癜风患者进行心理治疗

白癜风是皮肤病，还需要做心理治疗吗？很多患者对心理治疗抱怀疑、观望的态度。其实白癜风虽然发病原因错综复杂，但是精神因素与其发病或者发展的直接相关性却是毫无疑问的。

得了白癜风，患者心理变化有以下表现：①特别在意白斑发展，每天总要反复观察好久，发现白斑没扩散就很侥幸。②极力用各种方法掩饰白斑部位，谈到皮肤问题就紧张不安。③默默退出各种朋友圈，不敢与亲朋好友见面。④独来独往，不轻易出门，做什么事都没心思，感觉人生已经绝望。⑤胡思乱想，看到网上别人的治愈经历，自己效仿尝试。⑥各种方法都试过，久治不愈，开始自暴自弃，对生活失去兴趣。

据临床数据表明，有将近68%的白癜风患者存在心理问题，尤其是女性、青少年患者，很多都因白斑的困扰，导致情绪处于过度焦虑的状态。晚上睡不着，白天吃不好，恐惧、心慌、自卑等消极情绪围绕着他们。这些负面情绪很容易导致内分泌失调，机体免疫力下降，使黑色素生成受到抑制，最终导致白癜风患者的病情发展和扩散，给治疗带来困难。

儿童、青少年都处于敏感、爱美扮帅的年纪，外貌对他们的影响绝对是巨大的，再加上周围人异样目光的刺激，很容易让其形成自卑、冷淡、极端的性格，一旦形成，很难扭转。所以，对其进行心理诊疗干预是不可缺少的。

心理治疗有助于疾病的康复

心理重建可以提高患者对疾病的认识，矫正其病态心理及异常情绪，打破负面认知和情绪障碍间的恶性循环，促使情绪和行为得到改善。

通过医护人员与患者之间的互动，可以减轻或消除患者紧张、焦虑、抑郁的情绪，缓解心理压力，增强患者战胜疾病的积极性与主动性，主动与医生合作，同疾病作斗争，从而加速患者的康复进程，大大缩短治疗周期，减少患者的痛苦。

四 白癜风患儿出现心理问题该如何正确引导

有数据显示在我国有超过 2 000 万的白癜风患者，其中 3~12 岁儿童、青少年发病居多。自身的疾病和社会上一些歧视的目光对其身心造成严重影响，进而出现心理方面的缺陷。这无疑给家庭带来了沉痛的灾难。

白癜风对儿童、青少年的伤害远远大于成年人，他们的心智还不够成熟，面对疾病没有正确认识，会产生害怕、恐惧的心理；加上他们发现自己与别人不同，自卑、孤僻的性格会凸现出来，对他们的成长不利。

因此，他们的健康成长需要家长们正确引导。一是注意预防，二是做到早发现、早诊断、早治疗。白癜风是一种致病机制较为复杂的色素障碍性皮肤疾病，发病诱因较多，所以培养孩子养成健康的生活习惯无疑是预防疾病最有效的方式。

与此同时，白癜风在发病初期只是一小块白斑，这就提醒儿童、青少年及其家长要提高保健意识。早期白癜风的治疗相对比较容易，范围小，控制起来

< 81 >

相对简单，只有保证科学规范的治疗，才能取得好的效果。

同时，儿童、青少年对于白癜风疾病认识较少，所以在治疗时要对他们做出正确的引导，让他们树立正确的认知观，使其在关爱和平等的环境下健康成长。

五　女性白癜风患者心理压力大，可以这样做

白癜风容易长在皮肤的裸露部位，非常影响美观，这对于女性白癜风患者来说无疑会造成很大的压力。很多女性因为确诊为白癜风后，情绪变得低落，性格封闭、自卑，不愿与人交流，不能很好地融入家庭生活。

女性白癜风患者要学会调控情绪很重要，及时排解各种不良情绪，让内心多一些阳光，少一些阴霾，这对疾病康复是有好处的。日常生活中可以把注意力转移到其他方面，压力会慢慢减少，这也是心理学上常说的"移情效应"；平常可以多听一些轻松、欢快的音乐，或者看一些轻松的电影。

良好情绪是身体健康的基石，不良情绪则是白癜风肆虐的"帮凶"。女性白癜风患者平常可以多了解一些关于白癜风的知识，正确认识白癜风，科学防治。同时，家庭因素对病情也有一定影响。女性白癜风患者的家属也要给予她们更多的关心与鼓励。引导她们用积极乐观的心态面对白癜风，帮助她们树立信心。

六　不同年龄段患者，如何弥补白斑带来的心理创伤

处于儿童时期白癜风患者

儿童对美丑的认知还比较模糊，如果患上白癜风，心理问题不是很大，但是儿童总会长大，如果在童年未加疏导，那么在成长过程中可能会演变为心理

问题，所以要注重心理疏导。

除了治疗的时间外，让孩子正常地上学，请求老师和同学们多多关爱孩子，保证同学之间的友好交往，可以一定程度地缓解孩子的心理问题，避免孩子出现孤独、抑郁的症状，有利于孩子的健康成长，也有利于促进孩子与同龄人玩耍，保证社会交流能力正常发展。

同时，家长要和孩子多交流。家长是孩子们在世界上最信任的人，家长和孩子保持亲密的关系，在一定程度上可以保持孩子心理的健康。孩子有什么心事也可以跟家长沟通，可以在一定程度上消除孩子的心理阴影。

12~23周岁的在校学生

青少年患白癜风会严重影响学习和生活，加之孩子的自我承受力较弱，久而久之会形成心理疾病，如抑郁、自卑、强迫症等。如果我们只关注孩子的白斑大小，而忽略了孩子的心理情绪，很可能酿下大错。

要引导孩子在平时的生活中尽量多做一些自己感兴趣的事情，适当地进行自我调节，最好能有计划地做一些让自己变得快乐或者增加自信的活动。同时还需要格外注意以下几点：生活要有规律，按时吃饭，保证起居有时，最好可以定期地进行一些体育锻炼，做一些有氧活动。但是要注意不能在环境比较差的地方做运动，这样对病情是没有帮助的。

适宜婚嫁年龄段人群

白癜风患者因外在裸露的白斑，容易引起人们的注目，招致非议和歧视。很多青年白癜风患者不但在寻求另一半的时候困难重重，而且还为婚后会不会遗传给下一代而忧心忡忡。

日常生活中可以向自己比较亲近的人直率地诉说苦衷，倾吐积郁、宣泄愤懑，甚至悲痛地哭一场，这些都能释放和减轻心理压力；或去打打球、跑跑步，通过消耗体力来解决烦闷，也有助于缓解心理压力，但需要注意的是运动要适量，切不可过度。

婚后年龄段人群

这个阶段的白癜风患者常有较大的心理压力，尤其是当白斑出现在暴露部位或敏感部位，如面部、手、胳膊、脚、生殖器等。他们会感到极大的窘迫、害羞，很在乎别人的反应；同时也容易出现悲观、消沉、紧张、抑郁、沮丧、恐惧、自卑等情绪，有的人寝食不安，害怕会影响下一代的成长。由于白癜风严重影响患者容貌，从而影响患者的生活、家庭婚姻、社交活动和工作。

患者要尽量避免经常处于紧张和焦虑的精神状态之中，培养自控力；对于烦恼和不愉快，承认其发生的合理性，有足够的心理承受能力和思想准备，然后冷静地想办法解决它；或将注意力转移到工作、娱乐或者其他感兴趣的方面。

七 患者须知！心理干预对白癜风病情恢复很重要

很多患者来到医院诊治白癜风时，对医院开设的心理辅导治疗很不解，因为在患者眼里，治疗白癜风只需要药物即可，并不需要做心理咨询。其实，这种想法是错误的。

我们曾对白癜风患者进行过心理调查，证实心理咨询可以帮助人们科学地应对白癜风。因为白癜风的出现会影响患者的情感、心理，进而给他的工作和社交带来困难。患上白癜风的人会面临很大的精神压力，大部分白癜风患者会有窘迫、害怕等消极的心理活动，而这些消极因素将通过内分泌作用，影响到整个机体的免疫功能，使得白斑更易于发展、扩散，给后期的治疗带来更大的困难。

另外，心情过度紧张还会使机体分泌过量的肾上腺素，肾上腺素会引发机体的应激反应，容易诱发白癜风。而患上白癜风之后又会引发一系列心理上的问题，形成恶性循环。

因此，对于白癜风的治疗光依靠药物是不行的，应该在药物治疗的基础上，加强综合性心理治疗。建议患者对待白癜风要持"既来之，则安之"的态度，坦然接受，理性面对，适度地了解疾病的相关知识，坚定康复的信心，积极配合医生治疗；调整好自己的生活方式，为尽早成功复色而努力。

八 心理调节辅助康复，白癜风患者应该怎么做

　　白癜风不仅仅是一种皮肤疾病，更是一种心理疾病。临床上，白癜风的治疗效果会受到心理的影响。当人的情绪出现过度紧张、急躁、抑郁等消极的精神因素时，都非常容易诱发白癜风，并且这些因素占白癜风诱发因素之首。

　　日常生活中，患者工作压力过大、休息不好，精神过度紧张，经常性情绪不稳定，忧思郁怒等心理或生理反应，都会导致神经内分泌紊乱，损害机体免疫防御系统及某些酶的代谢，从而促进白癜风的发生。

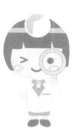

　　因此患者在诊疗过程中，不能忽视白癜风的心理治疗。必要时可咨询专业的心理医生，进行心理调整，正确认知和面对自身的病情，保持良好的心态。

九 调养生息六原则，如何养好情绪消"白魔"

　　由于白癜风多发于患者的暴露部位，特别是脸上的白斑，严重影响着患者的外观，给患者的心理造成阴影，进而带来种种不良的情绪。根据临床经验及查阅大量资料，我们总结出调节白癜风患者不良情绪的六大原则。

　　1. 自我控制　白癜风患者可用自我调控法控制情绪，用健康的心理状态来缓解生理上的病痛，进而达到身心放松的状态，逐渐消除内心深处的恐慌。

　　2. 释放法　患者可以将自己内心深处的焦虑和担心向亲朋好友诉说，这

也是消除自己心中抑郁的一种措施。患者倾诉之后就会从内心深处感到放松，有利于病情的好转和医治。

3. 行为转移　患者可以进行自我行为调节，参与一些文娱活动，从低落的情绪中走出来。

4. 注意转移　患者把注意力从消极情绪转移到其他方面，缓解焦虑紧张的心理压力，对白癜风的治疗与恢复均有积极的意义。

5. 语言调节　白癜风并不是不治之症，是可以治疗的疾病，大多数患者经过治疗，病情得到了控制或好转，接受治疗比放弃治疗好处多，患者家属可以用这些现实的语言来控制与调节患者的情绪。

6. 意识调节　人的意识能够调节情绪的产生和强度，一般来说，白癜风患者若能清楚地意识到引起自己情绪波动的根源，便能够有效地调节自己的情绪。

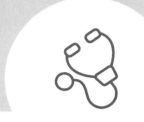

五花八门的白斑，并不一定都是白癜风

有些疾病会伴有白斑出现，是否就是白癜风

　　临床上有些疾病的发生常会伴有白斑的出现，导致人们经常将其与白癜风混淆。为此，我们将出现白斑的疾病进行了以下的总结。

　　1. 福格特 - 小柳 - 原田综合征　是一种伴有神经病变的眼、皮肤综合征。在葡萄膜炎发作后，3 周 ~3 个月内发生对称性的白癜风样改变，往往发生于眼的附近，对称分布，约半数患者发生脱发，80%~90% 的患者毛发变为灰白色或灰色，头发、眉毛、睫毛及腋毛脱落。皮损处缺乏黑素细胞。

　　2. 瓦登伯革氏综合征　又称内眦皱裂耳聋综合征。主要特征表现为内眦与泪小点横向异位、鼻根宽高、先天性耳聋、虹膜异色、白色额发及融合眉。

　　3. 单侧视网膜炎白癜风综合征　早期症状以单眼视力减退为主，数月后在同侧面部出现白斑和额部白发，或伴有双侧耳聋。

　　4. 切迪阿克 - 希加西综合征　又称白细胞异常 - 白化病综合征，本病系常染色体隐性遗传，常有近亲结婚史。主要特征为皮肤白化病，易感染和出现白细胞异常。

5. 软骨发育异常血管瘤综合征　病因不明,有学者认为其有遗传倾向,以男孩多见。主要特征为皮肤白斑或咖啡牛奶斑,伴有血管瘤、静脉扩张或淋巴管扩张,并存在软骨发育不全。少数病例可因发生软骨肉瘤或血管肉瘤导致死亡。

6. 马方综合征　本病为 X 染色体连锁遗传,表现为皮肤斑驳样色素过度沉着区、毛发色素脱失、先天性耳聋、虹膜异色。

白癜风仅表现为色素脱失性白斑,可伴有白发,但不伴有其他异常表现。如果皮肤出现白斑,应该仔细检查是否伴有其他异常的表现并及时到专业医院进行科学规范的诊断。

 ## 如何区分汗斑与白癜风

很多人误将白癜风当成是汗斑,忽视了对白癜风的医治。也有人把汗斑当作了白癜风,紧张得不得了。那么白癜风和汗斑到底有什么区别呢?

汗斑又称花斑癣,是由糠秕马拉色菌所引起的一种浅部真菌病,呈圆形或卵圆形斑,边缘较模糊,表面往往有少量鳞屑,主要发生在皮脂腺较发达的部位,如颈部、胸部、背部与上肢。

白癜风是一种比较常见的后天色素性皮肤病。患者的皮肤色素脱失常为成片的白色,典型的白斑多呈指甲至钱币大小,圆形、椭圆形或不规则的大片型,白斑边缘可有色素沉着,如果病情正处于发展期,其白斑的边缘模糊不清,但表面无鳞屑。主要发生部位为容易受到暴晒或经常摩擦的部位,如面部、颈部、腰带处、手足指趾等部位。

身上有白斑不一定就是汗斑,白斑有很多种,需要谨慎的是发生白癜风的可能性。患者一定要学会区分白斑和汗斑,两者是有区别的。一旦发现白斑一定要尽早治疗,以免耽误治疗导致白斑蔓延全身,使治疗更加复杂。

三　单纯糠疹是怎样一种病

　　临床上罹患单纯糠疹的患者出现的症状与白癜风有着一定的相似性，很多人将其误认为是白癜风，进而背上了沉重的思想包袱。下面我们将单纯糠疹与白癜风的区别进行总结。

　　单纯糠疹又称白色糠疹，俗称桃花癣或者虫斑，但是它和桃花或者寄生虫没有任何关系。它是一种儿童和青壮年常见的皮肤疾病，主要是色素减退性圆形或卵圆形斑片，上覆少量细小鳞屑，多无自觉症状。斑块大小不等，早期为淡红色，不久将变为淡白色。但是单纯糠疹的减色斑脱色不完全，表面粗糙，有时还附有鳞屑。

　　目前大多认为单纯糠疹是非特异性皮炎。儿童时期皮脂腺尚未发育，皮肤表面缺乏皮脂，过度清洗尤其是用碱性强的肥皂清洗，是造成白色糠疹发病的原因之一。此外，阳光曝晒，皮肤干燥可能促进本病发生。

　　患者应注意个人卫生，做好脸部的清洁工作，清除多余的油渍污垢，并且注意用温水洗脸，以免刺激敏感的脸部肌肤。为了减轻脸部干燥起皮的症状，可选择一些多油脂的护肤品，滋润脸部肌肤，尽量避免使用含有激素成分或刺激性较强的药物和化妆品。

四　你知道晕痣吗，它与白癜风有关吗

　　许多人对晕痣和白癜风这两种疾病区分不开，有人会将晕痣误以为是白癜风，紧张得寝食不安；也有人会将白癜风误认为是晕痣，从而贻误白癜风的最佳治疗时间。那么晕痣到底是不是白癜风呢？它和白癜风到底有什么千丝

万缕的联系呢？

晕痣是一种特殊的黑素细胞痣，其周围包绕一圆形或卵圆形、通常对称的脱色素晕。痣本身也可褪色而变白。主要发生在躯干部，特别是背部，偶尔见于头面部，在约一半的病例中存在多处皮损。男女老少均可发生晕痣，以儿童青壮年多见。

- Ⅰ期表现为脱色晕围绕的色素沉着痣。
- Ⅱ期表现为脱色晕围绕的粉红色痣。
- Ⅲ期表现为圆形色素脱失区伴痣消失。
- Ⅳ期表现为晕复色后外观正常的皮肤。

以色痣为中心的晕痣和痣周围白癜风的区别在于，后者是白癜风偶然波及痣周围或是靠近痣的皮肤，它的发生、发展与晕痣无关，不过晕痣和白癜风也可以同时存在。有研究表明，在有白癜风家族史的患者中，晕痣的发生率更高。晕痣一般无须治疗，但是如果晕痣伴发白癜风时，应按白癜风治疗。

五 海水浴后有白斑有可能是白癜风吗

有些人在夏季日光暴晒后或在海水中游泳后皮肤出现白斑，于是十分恐慌，误以为是白癜风，有的人甚至还去药店买祛除白斑的药水……其实这是海水浴后出现的白斑，和白癜风并没有关系。

海水浴后有白斑属于日光性白斑的一种，多发生在夏季长时间在海水中游泳的人。主要发生在暴露部位，如胸部出现界限清楚的色素减退斑，直径为0.2~2.0厘米，有时可融合成片，无自觉症状，通常至深秋后可自行消退，对人的健康没有影响。

不过有些白癜风患者首次发病前都有日光暴晒的情况，患者在夏季经长时间暴晒后白斑会扩大或者出现新的白斑，但是应与海水浴后白斑进行区别，避免延误白癜风的最佳治疗时机。

六　　**性病与白癜风是否有内在联系**

　　梅毒在皮肤上可出现脱色素性白斑,可能会让患者误认为是患上了白癜风,也会让一些人产生是性病导致了白癜风这一错误的思想。

　　梅毒的表现多种多样,部分梅毒患者可能会发生色素减退斑,指甲盖大小,边界不清,其脱色程度不如白癜风明显。

　　梅毒是由梅毒螺旋体感染引起的一种性传播疾病,主要通过性接触传染。本病表现极为复杂,几乎可侵犯全身各器官,造成多器官的损害。如一期梅毒出现感染部位溃疡或硬下疳;二期梅毒出现皮肤黏膜损害及淋巴结肿大;三期梅毒出现心脏、神经、胃、眼、耳受累及树胶样肿等。梅毒还可通过胎盘传给下一代,引起新生儿患上先天性梅毒,危害极大。

　　白癜风是一种比较常见的后天色素脱失性皮肤病,并不存在任何病原体。至于性病与白癜风的关系,正如其他系统性疾病伴发的白斑与白癜风的关系一样,白斑仅是梅毒的一个症状,并不代表就是白癜风。所以白癜风与性病之间没有必然联系,是两种不同的疾病。

七　　**白癜风与白化病有啥区别**

　　有一种疾病可致患者的毛发、眼及部分或全身皮肤缺乏色素,由于没有色素,皮肤呈乳白色或粉红色,常易晒伤,表现出的症状看似与白癜风极其相似,实则是另一种疾病——白化病。

　　白化病是一种先天性疾病,由于酪氨酸酶的遗传缺陷所致,属常染色体隐性遗传。白化病患者由于眼部受到色素脱失的损害,可出现畏光、流泪、眼球震颤及散光等症状，双眼瞳孔呈红色，虹膜呈粉红色或淡蓝色。而白癜风患者仅有皮肤脱色素病变，眼睛病变并不明显，可与之鉴别。同时白癜风与白化病具体症状不同。

白癜风具体症状主要有以下几个方面。

1. 白癜风患者局部皮肤呈乳白色斑，患处的毛发可正常，也可变白，一般不痛不痒。如果白斑面积较大，在夏日暴晒后，偶尔会有些烧灼感。

2. 白癜风病因复杂，可能与免疫紊乱有关。也有人发现患者体内的微量元素含量常常偏低，故认为可能是微量元素降低或生物酶代谢异常所致。

3. 皮肤之所以具有色素，是因为人体皮肤中存在黑素细胞。人类的不同肤色就是因为黑色素含量不同所致。白癜风的发生是由于各种因素引起的局部皮肤和毛囊内黑色素合成出现障碍。

白化病具体症状主要有以下几个方面。

1. 皮肤、毛发及眼睛色素缺乏。

2. 由于色素缺乏，毛细血管显露而使皮肤呈粉红色。

3. 毛发纤细且呈白色或淡黄色。

4. 对紫外线高度敏感，易发生日光性皮炎、光线性唇炎及皮肤肿瘤等。

5. 畏光。

八　红斑狼疮与白癜风之间有没有关系

白癜风的症状与很多疾病都有着相似的地方。经常有人将白癜风误诊为其他疾病进行治疗,当然也有将其他疾病误诊为白癜风进行医治的,如有人将盘状红斑狼疮误诊为白癜风进行相关治疗之后才发现治错了,耽误了疾病的治疗。

系统性红斑狼疮和盘状红斑狼疮是红斑狼疮这一疾病谱的两端。盘状红斑狼疮具有典型的皮肤损害,容易明确诊断,但发生于面颊及口唇部的盘状红斑狼疮,治疗后常遗留下边界清楚的脱色性斑片,形似白癜风,常被误诊为白癜风。但是仔细观察盘状红斑狼疮愈后留下的脱色斑,表面会有些萎缩及毛细血管扩张,有时可发现在脱色斑的表面附有黏着性鳞屑及其下扩大的毛囊口与角栓。白癜风是原发性色素减退,是不会伴有这些表现的,以此可与之鉴别。

白癜风虽然容易诊断,但是在诊断前应尽量排除其他疾病的可能,特别是遇到不典型的脱色斑时。白癜风误诊之后,进行不当治疗给患者带来的危害是不可小觑的。

九　得贫血痣是因为贫血吗？它与白癜风如何鉴别

贫血痣虽然与白癜风非常相似,但却是两种不同的皮肤病。有些人会觉得难以区分,甚至会认为是同一种疾病。

贫血痣的皮损处主要呈现苍白色的斑片,形态不规则而边界清楚,一般在患者出生时或儿童期就已发生,属于一种先天局限性色素减退斑,一般单侧分布或局限在某一部位,出生或出生不久后发生,以后很少继续扩大,形状不变,是一种先天性血管发育异常。通常患处受到外界的摩擦时,减色斑本身不会发红,而周围正常皮肤却发红充血,导致患处的白斑明显。如果此时再用玻璃片压迫患处,待患者周围皮肤充血退去时,减色斑不容易被辨别出来,临床上常用上述手段区分贫血痣与白癜风。此外,贫血痣在伍德灯下颜色不增强,而白癜风在伍德灯下呈瓷白色。

一旦患上贫血痣,几乎会伴随患者的一生,不会自然消退,也没有治疗方法。若患者介意贫血痣外观,化妆遮瑕可能是一种有效的处理手段。但是白癜风若不进行及时的治疗,白斑就会扩散增大,只有尽快科学地治疗与护理,才能控制疾病。

贫血痣不可避免,但是白癜风是可以避免的,要想健康的生活,就要从预防开始。

十 无色素痣也会有白斑出现,如何与白癜风进行科学鉴别

无色素痣患者主要表现为局限性或泛发性苍白色减色斑,患处边界模糊并且规则,但有时边缘呈锯齿状,周围几乎无色素增殖晕,有时患处可混有淡褐色粟粒样至扁豆大雀斑样斑点,患者无不适感。无色素痣是否就是白癜风?我们如何进行科学鉴别?

外观颜色

白癜风是一种皮肤疾病,它的范围一般比较大,出现在经常受到摩擦的部位和暴露在外的部位。白癜风的白斑颜色是乳白色,表面很光滑,不会出现皮屑。白癜风的白斑是可以扩散的,患者在患病初期如果没有得到及时有效治疗,白斑会随着时间的推移而逐渐扩大,颜色也会逐渐加深。而无色素痣是一种没有颜色的痣,白斑的颜色一般要比白癜风的白斑颜色浅,而且痣的表面一般会有斑点,不会很光滑。除此之外,无色素痣的白斑边缘有一定的形状,通

常为花边锯齿状,而白癜风的形状则是不规则的。

发病原因

白癜风主要是因为自身免疫异常、精神因素和遗传因素等引起的一种皮肤疾病,这种疾病比较顽固,因此患者需要及时进行治疗。而无色素痣是一种先天性的由于色素减退而导致的疾病,发病的时间比较早,而且由于色素减退无法恢复,一般不能通过药物来进行治疗,患者可以采用表皮移植的方法来进行治疗。

伍德灯照射下的形态

白癜风在伍德灯照射的时候,白斑的部位会表现出荧光白,与周围的皮肤会有很明显的色差。而无色素痣在伍德灯照射下呈现黄白色或者灰白色,与白癜风的表现还是有很大差别的。

以上就是白癜风与无色素痣的三个区别,通过介绍可以发现,我们主要还是通过颜色来区别这两种疾病,白癜风的颜色较深,表面比较光滑,而无色素痣的颜色比较浅,表面一般会有斑点。需要注意的是,这两种疾病的白斑都有扩散的可能,因此患者无论患上哪一种疾病,都要到医院进行治疗,避免病情恶化,影响身体健康。

 麻风性白斑与白癜风,你是否傻傻分不清楚

麻风病可发生伴有皮肤感觉改变的脱色斑,但在早期感觉改变可能不明显,应注意和白癜风进行区别。

麻风性白斑主要见于儿童,其他类型的麻风病也可见类似损害,其色素脱失,需要与白癜风相鉴别。麻风病属于一种慢性传染性疾病,主要侵犯人的皮肤和周围神经,是由麻风分枝杆菌感染所引起,临床表现多种多样。早期皮肤表征为不痛不痒的浅色或红色斑片,患者如不能早发现和治疗,病期较长时皮肤多伴有感觉减退或丧失。

此外，少菌型患者抵抗力相对较强，在患病初期皮肤表现为一块或数块表面干燥、边界清楚、不痒的红斑或斑块。多菌型患者抵抗力相对较弱，患者在患病初期表现为面部、躯干和四肢的红斑或斑块、表面光滑的结节和弥漫性浸润，眉毛稀疏脱落，面部浮肿等。

白癜风患者皮损处皮肤质地正常，无感觉上的障碍。另外，在伍德灯下白癜风患者白斑呈亮白色荧光，而麻风病患者白斑则呈现出黄白色或灰白色。

 白癜风只有白色吗，豹斑状白癜风了解一下

豹斑状白癜风是指在典型的鱼鳞病皮损中兼有广泛豹点状色素脱失，形如豹斑状，伴有脱色斑内毛发变白。

临床上豹斑状白癜风很罕见。目前对于豹斑状白癜风尚无特殊的治疗方法，临床上主要参照鱼鳞病与白癜风的治疗方法。

日常应该注意以下事项。

保护皮肤、免受损伤

衣服宜选宽大合身的，尤其是内衣、内裤、胸罩不可过紧，腰带宜松。在临床上，乳房下、腰部、腹股沟等处的白斑常常是由于局部受压所致。洗澡时不可用力搓擦；避免接触橡胶制品，如橡胶手套、橡胶鞋带等；避免长时间、强烈日光暴晒；有湿疹、皮炎、虫咬性皮炎等皮肤病时应及早治疗。

调整饮食，合理禁忌

由于白癜风患者血液中和白斑部位缺少某些微量金属元素，而使体内酪氨酸酶活性降低，影响了黑色素的合成代谢，从而产生病变。患者平时宜多吃一些富含酪氨酸与矿物质的食物，如牛肉、猪肉、禽蛋、新鲜蔬菜、豆类、黑芝麻、葡萄干及贝类食物等。

不可用刺激性强的化妆品

在日常生活中,因化妆品导致皮肤损伤的例子有很多,建议最好不要使用刺激性强的化妆品。使用不当会产生同形反应,诱发白癜风。

蓝色白癜风真的存在,此话当真

蓝色白癜风对于大多数人来讲都是比较陌生的,因为很多人还不知道白斑的色调会变成蓝色。蓝色白癜风是一种很少见的疾病,是指白癜风患者病情处在发展期,同时又夹杂着其他疾病,如感染人类免疫缺陷病毒。

国外有人在 1994 年首先报道此病,发生蓝色的原因尚不清楚,可能与炎症后色素沉着及光线的作用有关,即可见光长波部分(红光)的波长大于皮肤内色素颗粒的直径,因而不会被色素颗粒反射回来;而阳光中的短波(蓝光、紫光)因其波长短,能够被皮肤中的色素颗粒反射回来,因此使皮肤呈现为蓝色。光线的这一作用称为丁达尔效应。

白斑出现蓝色前,局部皮肤没有炎症及瘙痒症状,发生蓝色白癜风同时或之后,可出现蓝色的"甲半月",即在指甲近端的半月状由白色转变成蓝色及指甲上出现纵行的黑素带。随着病情的控制,黑色素会再生、着色,蓝色斑逐渐消失。

"奇葩"的变形,三色白癜风是咋回事

三色白癜风是提示白癜风处于进展期,是同形反应的一种表现。

三色白癜风主要出现在未经治疗的白癜风患者身上,表现为患者脱色的

皮损与周围正常肤色之间有一个清晰的褐色中间带，颜色均一。并且在同一个患者的不同白斑之间，颜色是一样的。从内往外看分别为白色（皮损完全脱色）、淡褐色或者灰白色（皮损不完全脱色）和正常肤色。

三色白癜风皮损的临床表现大致可分为四种：①单块皮损与周围正常皮肤形成典型三色性，即皮损中央呈纯白色，周围绕以灰白色中间带，周边是外观正常的皮肤。②在正常肤色皮肤上，部分皮损呈纯白色，部分呈灰白色。③在正常肤色皮肤上，纯白色与灰白色皮损混杂、交织存在。④灰白色中间带不是围绕在纯白色皮损周围，而位于纯白色皮损的某一侧边缘。组织病理改变主要为银染色片可见从正常皮肤、灰白色中间带至纯白色皮损，基底层黑素颗粒逐渐减少至完全消失。

一般处于进展期的寻常型白癜风会有三色白癜风的表现，且多发于躯干部，最终会发展为典型的白癜风。

十五　白癜风特殊类型"五色白癜风"的出现意味着什么

五色白癜风，顾名思义，就是患者患处皮肤出现五种颜色，由内向外依次为白色、淡褐色、棕黄色、深褐色和周围皮肤的正常肤色。五色白癜风的出现提示患者的病情正处于进展期，容易出现同形反应。

五色白癜风同三色白癜风一样，都是白癜风进展期的表现。因此应及时治疗，及早控制病情，其治疗方法同白癜风。

山重水复路何在

不重视白癜风抗复发治疗，这些"危害"你知道吗

很多白癜风患者在复色后容易掉以轻心，停止后续的抗复发治疗，结果导致病情复发。这不仅会使白斑再次扩散，增加治疗难度，还会造成前期时间、金钱的浪费，甚至让患者失去治疗的信心。

因此，在白癜风治疗过程中，医生会向患者强调抗复发治疗的重要性，建议患者在临床康复后的 3~5 年内不要终止治疗。不过很多患者表示，第一年抗复发治疗后，并没有出现明显的病情变化，很难判断抗复发治疗的效果。其实，对于已经处于临床康复的白癜风患者而言，维持现状是抗复发的基本目标。

经过治疗后，黑素细胞已经获得了再生，做康复治疗主要是解决两个问题：第一，黑素细胞的持续生长与恢复；第二，皮肤白斑的控制。患者如不及时进行抗复发治疗，可能会出现以下问题。

白斑扩散，加重病情

白癜风复发后，白斑蔓延、扩散，一方面会加速黑素细胞瓦解、凋亡；另一方面幸存的黑素细胞生产黑色素能力不足，使病情加重，增加治疗难度。

浪费前期治疗的时间与金钱

很多患者在前期治疗过程中已经花费了较多的精力和金钱。一旦白斑复发，意味着前期投入的时间、精力和费用都白白浪费了，再次进行治疗可能会投入更多。

打击治疗信心

白斑再次复发，往往会给白癜风患者的心理带来更加沉重的负担。久治不愈的患者甚至会认为白癜风是"不治之症"，受到打击后难以重新建立信心，严重影响患者治疗的积极性。

身体更容易受到侵害

治好的白斑再次复发，说明皮肤对外界不良环境的抵抗能力减弱，这样就更容易诱发其他皮肤病和一些自身免疫性疾病，影响患者的身体健康。所以建议患者坚持做好抗复发治疗，避免白斑再次复发。

 白斑消失不是结束，做好抗复发工作不容忽视

白癜风愈后复发概率高于其他疾病。临床上为保证治疗效果，在祛白成功后，还有一段比较艰难的"抗复发期"。尤其是对部分未完全治愈或愈后时间较短的患者，更需要按照医嘱进行维持治疗，这样才能更好地巩固前期治疗成果。因此，身体某个部位白斑消退，并不意味着可以结束治疗，以下抗复发工作仍不容忽视。

注意前期养护

部分患者及家属存在一些认识误区,觉得白癜风只要进行治疗就可以了。其实不然,如若只做治疗,而不进行护理,那么白斑就算是治好了也容易复发。所以抗复发措施需要从护理入手。

首先要规避不良的生活习惯,比如饮食不当、作息不规律、压力过大等,这些都有可能对病情的发展、治疗带来不利影响。好的生活习惯对病情恢复是十分有利的,能够起到辅助治疗的作用,而且能够加速白斑恢复,缩短治疗时间。

坚持巩固治疗

白癜风并不是一般的皮肤病,治疗的难度比较大,而且需要的周期也比较长。尤其是白斑有明显的易复发、治疗难度大、治疗周期长等特点,这也决定了白癜风的治疗并非一朝一夕。

患者要懂得坚持治疗的意义,切不可随意更换治疗方法,更不能放弃治疗,以免影响白癜风治疗效果。在白斑得到有效治疗后进行巩固治疗,不仅可以强化治疗效果,而且可以避免白斑的复发,从根本上缩短治疗时间和治疗成本。

做到定期复诊

白癜风的发生、发展受季节因素影响。尤其是春季,是白癜风复发的高发季节,所以对已经康复的患者来说,定期复诊是不能少的。患者平时要树立定期检查的意识,这样才能及时发现潜在的复发倾向,及时对症处理,防止白斑复发。

 ### 因人制宜,白癜风患者如何针对性地做好抗复发治疗

为降低复发概率,巩固治疗效果,白癜风患者每年都需要做好抗复发检查

和治疗。那么诱发白癜风复发的因素具体有哪些呢？面对不同情况的白斑复发，白癜风患者又该采取怎样的抗复发治疗手段呢？

通常导致白癜风复发的因素，往往有以下几种。

1. 外部刺激　如皮肤创伤、手术、紫外线照射等。皮肤创伤诱发白癜风的具体机制还不是很清楚，但的确会诱发白癜风患者的同形反应。所以患者在生活中要尽量避免皮肤出现创伤。

2. 心理压力增加　心理压力过大往往会影响身体的免疫功能，无疑会对病情产生不利的影响，容易导致疾病的复发。

因人制宜，做好针对性抗复发治疗准备。

1. 白斑正在发展　患者应该查明病因，再进行有效控制治疗，同时避免不良的生活习惯。否则进入春季，诱发因素增多，白斑复发概率加大，会使前期治疗功亏一篑。

2. 白斑比较稳定　不论白斑大小，处于休眠期的白斑比进展期的白斑在治疗上相对有一定优势。稳定期白斑可以通过光疗、中医治疗或手术等手段快速恢复黑色素，祛除白斑。

3. 白斑已经康复　对于已经康复的患者同样存在易复发的特点。康复 5 年以内的患者都应重视每年春季的抗复发治疗，同时遵从医嘱定期复诊，将复发的苗头从根源遏制住。

针对临床治疗已经结束的患者，医生需要提前做好抗复发准备的告知。按照程序每年三、四月份需要到医院做复查以及抗复发治疗，治疗周期根据复查情况，每年一到两次。

四　如何治疗白癜风才能避免少走弯路，让康复效果更有保障

很多白癜风患者经过坚持不懈的治疗后获得痊愈，这是一件很值得高兴的事情。但是也有很多人半年左右又复发了，为什么会这样呢？这主要是因为很多患者在发现白斑之后，并没有去正规医院进行系统的治疗，而是像治疗

感冒一样,随便找个诊所、药店买点药就算治疗了。有些患者选择到医院进行治疗,但是医院并不正规,在治疗之前并没有做详细的检查,只是把肉眼看得到的白斑治愈了。

因此,患者可能获得"假性"痊愈的结果。如患者后期不能坚持抗复发治疗、不能坚持定期检查,就不能发现皮下的隐性白斑,这也是白癜风复发非常重要的一点。白癜风初期白斑颜色非常浅,和周围皮肤的色差用肉眼根本无法分辨,只能通过专业的仪器才能分辨出来。

白癜风作为一种顽固性皮肤疾病,最明显的特征是发病快、病情顽固、极易复发。因此,白癜风临床诊疗必须遵循"停止发展、恢复颜色、不再复发"三大基本原则。患者只有严格遵守医生制订的治疗方案,和医生之间密切配合,白斑才有治愈的可能。只要是治疗好了,各项检查指标都正常了,愈后坚持巩固治疗,并做好愈后护理,复发的概率还是很小的。

同时,患者要认识到白癜风易复发是客观存在的。患者在配合医生做好抗复发治疗的同时,还需要做到以下几点。

1. 遵守医嘱,按时、按量服药,不要自行改变剂量或服药时间。

2. 保持良好的心情,不要有过大的心理压力和负担。

3. 避免阳光暴晒。

4. 避免接触酚类化合物及橡胶制品等。

5. 锻炼身体,增强免疫力。

患者只有科学治疗白癜风,才能避免少走弯路,康复效果才能更有保障。

五 春季白癜风抗复发治疗注意事项,哪些是你不知道的

春暖花开,白癜风也开始蠢蠢欲动,白斑复发随之而来。白癜风愈后易复发,让人心存疑惑:白癜风真的治不好吗? 白癜风在春季复发的潜在因素有哪些呢?

季节更替影响

随着气温的回暖,人体的新陈代谢加快,皮肤微循环也在加速,同时春季又是一个疾病多发的季节,身体易受到外来细菌、病毒的侵害,从而导致免疫力下降,皮肤的各种调节功能也开始降低,黑素细胞无法正常产出黑色素,致使白斑复发。

紫外线增强

春季阳光中的紫外线随之增强,一个冬季过来,白癜风患者的皮肤处于薄弱状态,受到紫外线的刺激,导致黑素细胞中的黑色素无法正常合成,致使白斑复发,病情加重。

未进行巩固治疗

由于冬季紫外线照射强度较小,毛孔收缩等原因,白斑区域与正常皮肤看上去区别不大,不少患者误以为白斑好转,就不按照医生的建议继续进行巩固治疗,导致春季白斑复发。

患者如果出现白癜风复发,也不必过于难过,要认识到复发是白癜风的特点,积极采取治疗措施是首要任务。

 六 **家长要注意:儿童白癜风治疗不等于成人,不可盲目治疗**

很多白癜风患者对此都深有体会:白癜风治疗显效比较快,但就是好景不长,过了一段时间便会复发。尤其是患儿家长,对于孩子的身体健康更为关注,心理变化更为明显。一旦病情复发不仅浪费了前期时间和金钱,而且造成家长更加严重的心理负担,甚至对治疗失去信心。

家住宁波市的波波(化名)经历了类似的治疗经历。波波初发白斑时,病情并不严重。2019 年 6 月,父母发现波波嘴角下方有一块淡淡的白斑,异于脸上其他部位的皮肤,当时并未太在意。家人以为是孩子在去年上火长疮后结痂留下的瘢痕。直到7月底,家人发现原本的瘢痕外圈有些白晕,越来越明显。

此时,家里人听周围老人说有可能是白癜风,一家人越看越害怕,几天后,商量带波波到北京权威的医院做检查。虽然早有心理准备,但是听到医生的确诊结果,一家人还是陷入恐慌当中。

当时,家长都很担忧孩子用药安全问题。波波的主治医生为其父母分析了治疗的利弊。因为现在治疗白癜风的药物都是激素类或是抑制生长类的,虽然这些药物对孩子的身体发育和激素分泌有影响,但是如不遵照医嘱用药,很可能既没有治好白癜风,还影响了孩子正常的身体健康,这也是家长不希望看到的。所以主治医生根据波波当时的病情,采取了更具针对性和安全性的治疗方法,取得了良好的康复效果。

在儿童白癜风患者治疗过程中,很多家长都会与波波父母一样,比较关注类似的问题,如孩子这么小,可不可以进行药物治疗? 在药物治疗上需要注意些什么? 是不是用于成人的药物也适用于孩子呢? 对于白癜风患儿来说,在选择药物治疗时应该慎重,因为患儿的体质比较弱,抵抗力也比一般的孩子弱,对外界的刺激反应比较强烈,因此在治疗白癜风时确实需要更加小心。

同时儿童因为身体素质与成人不同,所以不管在用药上还是治疗上和成人都是不一样的。儿童免疫力低,成人使用的各类药品不等同于儿童也可以使用。有些家长在孩子生病后乱用药,要知道孩子正处于生长发育阶段,容易产生副作用,而且有些药物还会影响白癜风的治疗效果。由于儿童正处于成长发育阶段,因此白癜风患儿用药应从小剂量开始。

治疗儿童白癜风除了要遵守科学的用药原则,更重要的是选择正确的治疗方法,家长需要引起重视,切不可盲目用药,需要在专业医生的指导下,系统、全面地帮助孩子治疗,选择适合孩子的治疗方法,内外兼治。

此外,白癜风患儿在白斑消失后还要坚持治疗2~3个月后才可停药,以确保机体正常,避免因外在刺激导致白癜风病情复发。根据患者的具体情况进行巩固治疗,以确保白癜风全面恢复。

日常生活中要尽量避免创伤,杜绝白斑复发。要养成良好的作息习惯,饮食上注意忌口,避免因饮食引起白斑复发。很多儿童都容易有偏食和挑食的习惯,而良好的饮食习惯可以帮助儿童更好地吸收营养,远离白癜风,所以家长一定要起到监督作用。

抗复发的治疗过程漫长,而黑素细胞在此过程中的变化极其细微,因此,儿童白癜风患者在抗复发阶段需要进行皮肤 CT 检测,必须要通过专业影像技术进行检查和分析。建议白癜风患儿家长在孩子治疗过程中尽量避免以上提到的用药问题,同时还需要注意根据白癜风的具体康复情况,谨遵医嘱坚持做好抗复发治疗。

七 引以为戒：白癜风患者"愈后"切勿走错治疗方向

因白癜风难治疗、易复发的特点,很多患者误以为白癜风不能治好。这也导致很多患者在发病初期就放弃了治疗,最终导致白斑大面积爆发,从而对患者的身心造成难以磨灭的伤害。还有一部分患者在康复后出现白斑再次复发的问题,令患者往往难以承受,医生同样对其白斑复发充满遗憾。

楚欣(化名)的患病经历与很多女性白癜风患者类似,突如其来的病情打破了既往平静的生活。在 2017 年 7 月,楚欣和丈夫迎来了第一个孩子,这让幸福的家庭充满了欢声笑语。但就在夫妻俩沉浸在喜悦中时,她发现刀口周围出现了几块比较小的颗粒状的白点,随后确诊为白癜风,医生建议她住院治疗。

幸运的是,由于发病时间短、白斑面积小,经系统治疗后,楚欣的病情在两个月后进入了稳定期。因为恢复效果非常好,感觉皮肤白斑已经消失,楚欣和丈夫决定出院,并且后续并没有继续坚持治疗。一方面是孩子比较小,来回路程比较麻烦;另一方面,楚欣当时全身心都扑在孩子身上,对自己的健康问题并没有过多的关心。她觉得已经康复,没有必要继续做抗复发治疗。

但是随着时间的推移,2018 年 3 月,楚欣身上的白斑出现了比较明显的扩散。医生诊断楚欣的病情是再次复发,主要是由于她忽视了定期复查的重要性,导致医生无法很好地了解她恢复期的病情,从而为白斑复发埋下了隐

< 106 >

患。当时正值 3 月,气温回暖,人体的新陈代谢加快,皮肤微循环加速;加之春季也是疾病的多发季节,身体免疫力下降,皮肤的各种调节功能也开始降低,黑素细胞无法正常产出黑色素,致使白斑复发。此外,楚欣在疾病康复之后作息不规律,也是导致疾病复发的重要因素。

随后医生根据楚欣的病情、体质,为她制订了个体化的治疗方案;并通过心理干预与心理疗法,让楚欣稳定情绪、减少忧思;同时嘱其注意劳逸结合,养成良好的生活习惯。最终经过近两个月的治疗,楚欣第二次复查结果显示:伍德灯检测,白斑中间出现了黑色素,病情由发展期到了稳定期。到了 2018 年 7 月中旬,楚欣身上的白斑已经完全消失,肤色也恢复了正常。出院至今,楚欣一直进行定期检查和抗复发治疗,病情未再见反复。

白癜风属于难治性疾病,最大特点是复发和扩散。因此,在愈后很多医生都会建议患者切勿忽视病情的严重性,治疗后定期复查、巩固治疗才是不让白癜风复发的关键。

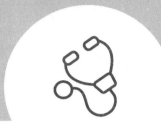

真实案例，就在你身边

 祛白后，这世间美好终会与你重逢

——愿你忠于自己 活的认真 笑得从容

2017 年，暑假后不久，孙雪（化名）与朋友一起去了大连。这是她梦寐以求想要去的城市，还有一年高考的她，未来第一志愿就是报考这所城市的一所大学。就在她对未来充满美好憧憬时，她被确诊为白癜风。

从大连回到甘肃后不久，孙雪在化妆时偶然发现左侧脖子上出现一块指甲盖大小的白色斑点，颜色很淡，不疼不痒，当时并没有太过在意。但是随着时间推移，孙雪慢慢发现白斑在不断扩大，此时她意识到了事情的严重性，和父亲一起到当地医院做了检查，被诊断为白癜风，从此孙雪开始了漫长的治疗之路。

谈起自己的治疗经历，孙雪说那是她人生中最为崩溃的一段时间。她会在网上查阅各种资料，包括在贴吧里发帖子，也有很多病友鼓励她放松心态。但是她还是经常感到紧张，害怕面部会出现白斑。随着了解的信息越来越多，她就越觉得迷茫和害怕。不知道该如何选择医院和医生，更不知道选择什么样的治疗方法才能恢复健康。这也导致她在治疗过程中走了很多弯路。

　　起初父亲带着孙雪在医院确诊后，拿了很多口服药和外用药，回家后谨遵医嘱按时服药、抹药膏，但是治疗效果都不太理想。随后父亲托亲戚、朋友到处打听老家有没有比较好的中医，后又带她去看了中医，喝了近五个月的中药。其间孙雪的白斑已经发展到了眉周和面部，后期孙雪看到中药就会恶心、反胃。而此时，面对白斑久治不愈，孙雪的心理压力非常大，开始拒绝和同学、老师接触，而且越来越抗拒外出。

　　"走在路上不认识的人也会多看我两眼，去商场买衣服也会受到各种人的打量，不理解的人甚至会刻意保持一段距离。"孙雪谈起自己亲身经历，至今记忆犹新。那段时间她以为，自己的人生可能就这么完了。

　　直到 2019 年 2 月初，此时孙雪已经辍学很长时间，但是父母仍然不愿意放弃最后的希望。孙雪是独生子女，父母不愿意看到女儿的人生就此被白癜风彻底毁掉。最终经过多方打听，他们决定带孙雪来北京治疗。

　　几经周折，她来到了北京一所专门治疗白癜风的专科医院。当时医院的主治医生接诊了孙雪。交流后，医生对她的病情有了初步了解，并为她安排了检查。在伍德灯下，孙雪的脖子和身体大部分地方都出现了片状白斑，边缘清晰，黑色素完全脱失，诊断为进展期白癜风。医生立即针对孙雪的病情，制订了全方位的治疗方案。

　　首先医生要求孙雪必须做到三大基本要求：不熬夜、不乱吃东西、不发脾气。这类问题在青少年患者身上比较常见，熬夜看手机、玩游戏，饮食不加节制、暴饮暴食，而且处于青春期的孩子情绪比较容易激动，这些都会导致白斑加速发展、恶化。这个要求其实也为她后期康复治疗做充足准备。做好前期准备工作，医生遵循"寻因而治、因体而疗"的治疗原则开始检查孙雪白斑发病的根本原因，通过专业医疗器材精密检查后制订适合的诊疗方案。

　　经过五个月的治疗，孙雪颈部白斑停止发展，而且白斑处已经成功恢复颜色。2019 年 7 月，孙雪随家人出院，出院前医生嘱咐她的白斑问题目前还是不能完全懈怠，接下来还要经过后期调理来防止白斑复发。

　　受新型冠状病毒肺炎疫情的影响，孙雪来医院复诊的时间推迟了。2020 年 4 月，她随父亲来到医院再次进行复查，此时她已经完全康复，出院以后她一直在为复学做准备。

她非常庆幸命运再一次给了她重新面对生活的希望与勇气。

二 深夜女儿的哭泣，击碎了父亲最后的坚强

月月（化名）12岁因父母离异，性格开始变得内向。13岁时，她的胳膊处出现小白斑，但是对父亲隐瞒了病情。15岁白斑蔓延至颈部和头部，因同学的嘲笑，月月经常在深夜里蒙头哭泣。父亲发现月月的异常举动后，便开始带着月月开始了为期三个月的治疗之旅。

"熊熊，妈妈什么时候回来啊？好想妈妈！"深夜中，漆黑的房间里，蜷缩在被窝里的月月，用力抱着布偶小熊，下巴轻轻顶着小熊的脑袋，一边想着妈妈一边默默流着眼泪。这只布偶小熊，是妈妈离开之前送给月月的生日礼物，也是月月心灵的寄托。她相信只要小熊还在，妈妈就会回来。

青春期的月月亭亭玉立，她本活泼开朗，也有着属于她的快乐和追求。但是，一切都在她12岁的时候，因母亲的离去而改变了。从此原本坚强的父亲也变得沉默寡言起来，已经很久都没有抱着月月举高高了。谁能知道，月月最怀念的竟然是父亲的怀抱和母亲的微笑。

记得母亲走之前，抱着月月说："妈妈要去很远的地方，要好好照顾自己。"每当回忆起这个情景，月月总是抱着小熊，泪眼朦胧地望着窗外明亮的月亮，祈祷妈妈快些回来。因为，她发现周围的同学越来越疏远她了。

也是这天夜晚，睡不着的父亲，去阳台点燃了一根褶皱的烟。寂静的夜晚，除了夜空中的月亮，偶尔会看到眨眼的星星，偶尔还能听到了丝丝的低泣声。顺着微弱的声音，他发现竟然来到了女儿的房间门前。

此时，低泣声果然大了些，这哭声竟然是女儿发出的！他颤抖地伸出手，握住月月房间的门把手，却停住了。因为，自打三年前和妻子离婚，他已经不记得有多久没有好好地看看女儿了。推开门打开灯，看到了月月全身都蒙在被子里，被子随着月月的低泣而抖动。

他快速跑到床前，慢慢拉开被子，果然看到女儿泪流满面，红肿着眼睛委屈地看着他，低声喊了声"爸爸！"听到来自女儿的声音，他紧紧地抱着月月，

一种悔恨从心底快速蹦出。望着女儿的眼泪和白斑，这个男人犹如晴天霹雳般被惊醒！抱着瘦弱的女儿，被击碎和重塑的不仅是一个男人的倔强，更是一个父亲的坚强！

在这个彻夜失眠的夜晚，紧紧相拥的父女俩，用眼泪和微笑打开了封闭多时的心扉，也解开了心结。

望着年幼且瘦弱的女儿，父亲内心出现深深的内疚感，他发现这些年亏欠女儿的太多太多。他发现月月身上有多处白斑，也发现了月月的异常。经过了解，月月因为身上出现了白斑，渐渐被同学和朋友疏远，已经出现自闭和抑郁心理。

此刻，父亲的责任感使他快速纠正曾经的错误，他发誓要给女儿一个幸福快乐的人生，一定要治好白癜风！后来，经过多方面打听和了解，直到他拨通了一个号码，一个给月月带来健康和快乐的电话。当电话铃声响起的时候，连接的不仅是信任，更是对健康的希望！

铃铃铃，"喂，您好！"当电话那头响起一个沉稳的声音和问候，这声问候仿佛给月月父亲带来欣慰和希望，令焦急不安的父亲快速静下心来。听了月月父亲的描述，电话那头建议道："尽快带孩子做系统检查，查明病因后再做针对性治疗！"

同时，电话那头也告诉月月父亲，请他放心，因为月月年纪较小，正处于身体发育时期，机体机能旺盛；并且没有经过其他如涂抹药膏及照光等疗法，身体没有抗药性，治疗起来会简单和快速很多！

经过对比，月月父亲带着信任和希望，带着孩子来到北京进行治疗。

"孩子的病是因为情绪剧烈变化引起的。孩子正处于发育时期，因心理变化引起内分泌失调，进而出现白斑；且由于多年未治疗，白斑已经出现扩散趋势。我们首先要做的是控制住白斑的发展，再辅以心理干预，最后达到白斑复色和不复发的目的！"认真看完检测报告以及进行详细沟通后，主治医生看着父女两人回答道。

"医生，请放心，我们一定按照您说的去做，积极配合治疗！"听着主治医生的回答和叮嘱，父女俩觉得来对地方了，一定要好好按照医生的吩咐去做，争取早些治好白斑！

住院期间，父女俩看着白斑渐渐变黑、渐渐恢复肤色。其实，恢复的也是父女两人对亲情和未来的渴望！暑假过后，月月便康复出院了。医生和父女两人一直保持着沟通,时常通过电话了解月月的现状,并且根据月月病理变化调整方案,进行针对性的抗复发治疗。

目前为止,月月经过医生精心治疗和呵护,又进行巩固治疗,两年未见复发。她已经彻底康复! 并且,经过"身心同治",月月的心理问题也得到有效疏导。现在,她的未来一片光明!

 365 天与白斑告别,记录云南女孩的十年抗白历程

——请相信"生活不易,但前路有光"

"如果不是患上白癜风,我也算是一个标致的云南美女。"再一次回到北京复诊的夏天(化名)与身边的医护人员开玩笑道。

这次相见,她们仍和在医院的时候一样无话不谈。医护人员对夏天的改变很惊喜。一年的时间,原本的短发已是齐肩长度,身穿白色休闲装的夏天,更显自信和从容,这是所有人倍感欣喜和欣慰的事情。

回忆起曾经的治疗经历,夏天涌动出多种复杂情绪,心酸、难过、疲惫,甚至是绝望。像经过漫长跋涉,终于抵达了终点。她说,一切就好像发生在昨天,却已过去了太久。

2010 年 10 月中旬,夏天发现左眼两根睫毛根部变白,当时并没有放在心上。过年的时候左眼睫毛处变白已经发展很多了,但是周围皮肤依旧看不出来异样。因为家里从来没有人得过这个病,所以大家都没有太在意。

直到 2011 年年初,夏天发现眼周除了睫毛在变白,周围的皮肤也开始有了白斑,右眼皮肤也有一点点变白。一家人意识到了问题的严重性。最终在家人陪伴下,她去医院做了检查,确诊为白癜风。

确诊病情以后的很长一段时间里,一家人的生活只剩下崩溃。很多次,母亲和当地医院主治医生谈起病情时,都默默流下了眼泪。

当时,夏天只觉得对未来看不到一点希望。而且曾经幸福的家庭和最亲的人,也因为她的病情一步步走向破碎和绝望。为此,她曾多次选择极端的方式想要摆脱痛苦的生活。后来,在父母的劝说下,她慢慢放下了自杀的想法。

2016年5月,夏天偶然随朋友来到北京打工。当时她全身60%皮肤已经被白斑覆盖。那是她人生中最为灰暗的一段时间。但是令她没有想到的是,此次北京之行,她的生活却意外地迎来了转机。

当时在身边朋友的推荐下,她选择来到北京一家专门治疗白癜风的专科医院,当天见到了主治医生。夏天仍记得第一次看到负责给她治疗的医生时的场景。当时主治医生对她说:"你的白斑面积比较大,治疗起来有一定难度,尤其是睫毛处的白斑恢复会很慢,但是只要进行治疗,一定会达到理想的治疗效果。你要配合我,首先一定要保证心态要好!"

这次对话给了夏天很大的治疗信心。她开始调整心态,希望病情能有所改观。身边朋友也一直鼓励她,说白睫毛也很漂亮。当时,夏天每周都会定期去医院进行治疗,一段时间后治疗效果真如医生说的那样,很理想。

随后,夏天放弃了当时的工作,在医院进行了为期一年的住院治疗。2017年5月份,她正式出院了。她决定回到美丽的云南,继续她的美容工作。

但无论多忙,每年的5月,她都会回北京一次。"不仅是到医院去复查",她说,"回到这里心里很踏实。"这里对于她而言具有特殊的意义。无论是幸福还是不幸的回忆,她都感恩这里的一切,感谢帮助过她的主治医生和所有医护人员。因为有大家,她的生命再次变得鲜活!她很庆幸没有错过人生最为青春的一段时光。

我们无法想象这个花季少女,治疗期间经历了多少苦痛和绝望的时刻。但了解过夏天的经历后,我们庆幸的是,生活不易,但前路有光!

有人说,一个人的行走范围,就是她的世界。而对于所有白癜风患者来说,她们为健康、为梦想所走过的路,克服过的磨难,都是人生中值得肯定的经历,值得所有人尊重和钦佩。我们也祝福大家都能早日与夏天一样找到前路的光!

四 再坚强的女人,也要拥有靓丽的容颜

每当回到家中,洗漱后独自坐在化妆台前,轻轻地抚摸着越来越白的脸,望着镜子里憔悴的面容,珂珂(化名)都接近绝望。

< 113 >

自从五年前大学毕业，通过超强的个人能力进入世界级企业工作以来，珂珂已经很久没有这样难过了。这五年里，她不仅面临着男友的别离和工作的压力，还不得不面对一个更加重要的问题，这恼人的白斑已经扩散到脸上了。看着身上的白斑，想着不到30岁的年纪，她对未来和爱情看不到一点希望！

　　"嗨！这是你喜欢喝的，不要芋泥和珍珠的波波奶茶！"看着眼前这个成熟稳重的男人开着玩笑，递过来奶茶，珂珂心里有一丝希望和犹豫，她不知道到底该不该接。

　　"观察你好久了，每次看到你，都特别自信和阳光。但是不知道为什么，我总是在你身上感受到特别的犹豫和彷徨！"看着珂珂犹豫的模样，孙维（化名）直接把奶茶放到珂珂手里，"给你，可爱的马尾姑娘！"悄然说了声便离开了。

　　这突如其来的一场偶遇，深深地扎入了珂珂的内心。因为，很多人只看到了她的自信，却没有人发现她的软弱之处。可是，面对这阳光自信的男人，珂珂内心十分犹豫！因为白斑，让珂珂面对爱情的时候，不仅没有了往日的渴望，反而多了份恐惧！

　　后来，在孙维的追求下，珂珂渐渐放下了内心的恐惧。他们一起上班，一起下班，一起散步，一起游玩，日子在两人的默契下，渐渐过去。直到有一天，孙维拿着一束艳丽的玫瑰来到珂珂面前，珂珂看着这个走进自己内心的男人，便把自己患有白斑多年且久治不愈的事情向孙维坦白了。

　　面对珂珂的坦白，孙维抱着珂珂，对她说道："这种事怎么不早点和我说呢，我有一个朋友也是患了好多年的白斑，去年在北京治好了！"

　　听到这个好消息，珂珂开心地说道："真的吗？你不嫌弃我吗？"

　　"以后你的事我们一起承担！"心疼地看着珂珂，孙维认真地说道。

　　通过电话，珂珂有幸预约到了一位极为擅长治疗久治不愈的重度白癜风的专家。在和公司请假做好安排后，两人驱车来到北京。经过系统检测，在了解珂珂病情后，主治医生明确指出："你这个白斑一看就是进行了错误的治疗，而且也用过偏方吧？但是你放心，再重的白斑，好好配合我，我都能给你治好。

　　白斑的治疗要有三个阶段，一是停止发展、二是恢复颜色、三是不再复发。

停止发展是前提,接下来你要按照我的要求做,咱们首先把发展的白斑给控制住了。"虽然医生语气平淡,但是珂珂听起来,却透露着一种莫名的肯定,给人一种拨开云雾的感觉。医生还为珂珂制订了极具针对性的治疗方案,并且在医生的要求下,珂珂入院进行治疗。

入院治疗 7 天后白斑便控制住了。半个多月后,白斑处开始出现小黑点! 珂珂看到出现的小黑点,有点不敢相信地流下了激动的泪水,她第一时间把这个好消息告诉了孙维。同时,在查房的时候,医生仔细叮嘱珂珂近期注意事项,珂珂也是严格按照要求去做。

后来,在医生的密切关注下,珂珂的白斑渐渐恢复了。出院的她按照医生的要求,做着巩固治疗。而且,她也收获了久违的幸福,和孙维一起建立起幸福的家庭。在他们结婚的那天,主治医生通过网络亲自送上了祝福!

五 所有人都在努力,并不是只有你满腹委屈

——我们都拥有追求晚年幸福生活的权利

很多时候,幸与不幸的界限没有那么分明。白癜风患者和他们的家人有自己的苦与乐,正常人又何尝不是如此。

周阿姨,65 岁,她与老伴有一儿一女,人生大部分都是为了儿女活着。虽然是普通的家庭条件,日子比较拮据,但是他们仍坚持供孩子读书。儿女也很体谅父母的不容易,考上了不错的大学,毕业后都找到了不错的工作,并且于 2019 年,两个孩子先后结婚、生活稳定下来,老两口悬着的心也彻底放松下来。周阿姨也作出一个重要的决定:和老伴去北京一趟。一是为了看病,二是老伴从年轻的时候就一直念叨想去看看天安门和故宫。

孩子对于周阿姨的决定也很支持。随着年龄的增长,周阿姨的儿女慢慢开始意识到,妈妈和很多女性一样,虽然已是华发斑白,但是仍然格外在意自己的容貌。自姐弟俩出生起,母亲面部就有一块明显的硬币大小的白斑。随着母亲年龄增长,这块白斑也在不断扩大。母亲对此很在意,这也导致母亲大多数的时候都是待在家里,很少与外人主动交流。

周阿姨的女儿回忆,她和弟弟高中住校的时候,母亲一直都是在校门口等她,不愿意去教室看她,怕同学笑话。这也让周阿姨的女儿很心疼。因为母亲在最美好的年华,都在为家庭和生活操劳。而且,当时周阿姨家里的经济条件有限,没有多余的钱去给她治病。

所以,对于周阿姨的决定,儿女们都很支持。她们知道母亲对于脸部的白斑耿耿于怀很多年。希望周阿姨在晚年能够弥补这份遗憾,不受面部白斑影响,像同龄的叔叔阿姨一样,多出去旅旅游,闲暇时间跳跳广场舞。

后来,周阿姨来到北京进行治疗,并与主治医生聊起自己的患病经历。她说,由于耽误了治疗时间,现在面部白斑已经明显发展了,身上也出现了很多白斑。但是看到孩子们能够健康的长大、安家立业,她并不后悔。她现在最大的心愿就是治好脸上的白斑,不会因为周围人异样的眼光而不自在、难堪。

医生在了解周阿姨的治疗诉求后,详细地给周阿姨解释她的病情。当人体面部部分色素不均时,皮肤就会逐渐产生白斑,然后逐渐弥漫和蔓延。皮损为大小不等的局限性色素脱失斑,如瓷白色,边界清楚,边缘色素较正常肤色较浓,新发皮损周围常有暂时性炎性晕轮。皮损数目可单发或多发,可相融成片。白斑大小不一,形态不规则,患处毛发可变白。

随后,医生为周阿姨制订了针对性治疗方案,同时叮嘱周阿姨还要注意饮食。饮食不规律、偏食或者不注意饮食禁忌,会导致免疫功能下降或者微量元素缺乏,体内缺少促使黑色素生长的微量元素,就会导致白癜风扩散。

此外,她还鼓励周阿姨要建立康复信心。首先要治疗面部、裸露部位的白斑。然后再控制身体其他部位白斑,不再发展;同时叮嘱周阿姨,不要有精神和心理方面的压力。长期精神压力过大,会导致患者的神经系统出现变化、内分泌紊乱以及免疫功能下降,容易引起白癜风扩散。

最终,周阿姨经过两个月左右的治疗,面部、裸露部位的白斑成功复色。出院当天,医生叮嘱周阿姨的儿女定期带她来院复查。

其实每个人都是独立的个体,每个人都有不同的生存状态,不必在意别人的眼光。只要生而为人,就一定有各自的快乐和忧虑,只能坦然面对、让生命自寻出路。也希望更多白癜风患者能够像周阿姨一样,勇敢去追求幸福的生活。

跨过这道坎，你的爱情会更加完美

　　王女士轻轻地抚摸着自己的脸颊，眼角默默地流出泪水。她怎么也不敢相信，折磨自己近五年的白斑竟然没了。王女士是一位女强人，因家处贵州一个偏远农村，很小的时候便外出闯荡，开始在服装厂打工，后来经过自己的努力，开了一家小的服装店。王女士是幸运的，她好强、努力，对人生充满了希望！

　　记得，那是在一次进货的时候，王女士遇到了让她一生中深爱的男人。后来两人相互帮助、鼓励，坠入爱河，于2012年走入神圣的婚姻殿堂。成立家庭后，王女士更加努力，每天忙着进货、铺货，日子虽然过得很快，但是两人之间却无比甜蜜，对未来有无限憧憬。

　　后来，王女士回忆她是在夏天患湿疹后，出现了白癜风。在一次外出进货的时候，王女士肩膀处出现湿疹，因为忙没有在意。在一家小诊所，开了外用的药物，虽然湿疹很快就好了，但是后来湿疹部位开始出现米粒大小的白点。

　　王女士和老公并没有在意这个小小的白点，他们依然在努力工作，过着虽然辛苦但是甜蜜的生活。两个月后，王女士洗澡时突然发现，小白点迅速扩散，变成瓶盖那么大小。这下，小夫妻二人才发现这个白斑不是小问题，开始慌了起来。

　　王女士和老公商议去医院仔细检查一番。拿到检测报告，两人看到白癜风三个字的时候，有些不敢相信。他们听说过这个病特别不好治，王女士在所在城市治疗了半年时间仍不见好转。

　　知道白癜风不好治，但是没想到竟然如此难治。这半年时间，王女士的白斑还在继续扩散，这让刚刚成立的家庭变得更加艰难起来。后来，两人想着，在忙事业的同时找一些偏方用着，也许就好了呢。经过两年的时间，所有的偏方几乎都用了，但是白斑依然控制不住，这让王女士渐渐感到绝望。但是，在疾病的折磨中，因为老公的不离不弃与贴心呵护，让王女士觉得这辈子没有嫁错人！

　　时间又过了两年，夫妻俩有了爱情的结晶。一个可爱的女儿呱呱坠地，为这个小家庭增添了更多的快乐和希望！直到有一段时间，丈夫发现王女士总是独自一人唉声叹气。在细细追问下，她才坦露心声，原来是带着女儿出去玩的时候，被人发现了白斑，遭人议论。老公听后气愤不已，老婆本就遭受白斑折磨，现在还要遭受他人非议，生活怎么对老婆如此不公平？

经过这些年的努力打拼，家庭越来越富裕，两人便商议着去找一些专业的医院进行治疗，赶走这些折磨人的白斑。几经打听，两人终于发现，北京一家专科医院对白癜风有着丰富的诊疗经验，那里也有治疗白癜风非常高明的医生。两人安顿好女儿后，便一起结伴来到北京。

他们来到北京后，找到了擅长治疗白癜风的医生。医生发现他们治疗白癜风走了很多弯路，很多治疗方法都是错误的。主治医生的耐心、细心和热心打动了他们，也给他们带来了治疗的信心。经过医生的讲解与沟通，两人决定在北京进行治疗。

苦难来得很快，给人们带来了无以言表的伤害；而奇迹来得也快。在北京的专科医院治疗三个月后，王女士的白斑开始明显缩小，渐渐恢复了正常的肤色。其实，当时主治医生带给他们的不仅仅是好的治疗效果，更多的是开导他们。也是因为医生的耐心，夫妻二人对白斑的治疗和未来充满了无限的信心！

半年后，王女士的白斑终于康复了。虽然已经出院，但是一直保持着和主治医生的沟通，定期复查，并做好抗复发治疗。同时，王女士的生活渐渐规律起来，不再那么起早贪黑地拼搏，而是有了更加科学的作息和起居规律，并且也建立起合理的饮食，平常也会进行一些锻炼。我们相信，经历过一番波折的两人，在白斑康复后，彼此会更加心心相印。他们的未来会充满着无限的可能！

 因为白癜风，我们都经历过那种心态低到尘埃里的日子

——要相信，你比很多人都更热爱生活。

北岛的诗中说："那时我们有梦，关于文学，关于爱情，关于穿越世界的旅行。如今我们深夜饮酒，杯子碰到一起，都是梦破碎的声音。"

每个人的生活都交杂着幸福与痛苦的回忆。有关失望、无力、压抑、抑郁的情绪，常常让人生前行的过程中感到踌躇和无措。这种悲哀无法向人解释，即使解释，其他人也不会理会。对于年仅27岁的周超（化名）来说，生活即是如此。

2016年7月，周超因为脖子上突发湿疹被挠破，慢慢发展成为白癜风。因为家人没有白癜风遗传病史，所以对疾病缺乏了解。当时周超只是在网上查询一些资料，得知这类皮肤病"无法治愈"，所以没有到医院进行治疗。

直到2018年，因大三学业紧张，周超脖子周围白斑扩散明显，面部和眉周都出现小块白斑。4月中旬，在山东省当地医院看了医生，开了口服和外擦药膏，起初一个月左右有了效果，白斑不再扩散。

但是进入夏季，周超发现白斑有再次发展、扩散的迹象。此时他已经吃了三个疗程的药。吃完药再去复诊的时候，医生建议停止药物治疗，再吃药怕伤肝，并建议周超住院治疗，配合照光。当时周超考虑到家里经济问题，拒绝了住院治疗。

回家后，在网上看到有的病友推荐可以照光，周超花了1 500买了家用紫外线光疗仪，隔一天照一次，效果并不理想。其间，还有病友提到，增强免疫力有助于白癜风的恢复。他陆续买了很多保健品和蛋白粉冲着喝。平时饮食也很注意，吃了不少坚果、黑豆、黑芝麻糊等，想着有利于长黑色素，但依然没有控制住白斑的发展。

几经波折求医之后，周超并没有收获好的治疗效果。家人也为他即将面临的就业问题发愁。不得已，周超的家人决定最后尝试一下，他也暂时放弃了考研的计划，首要解决身上的白斑问题。但是考虑到当地医院医疗水平可能会有所局限，周超决定寻找治疗白癜风的专科医院。

最终，周超通过同学打听到北京有一家治疗白癜风比较好的专科医院，于是决定到北京的医院进行治疗。在主治医生的建议下，他开始进行系统化治疗。住院期间，他了解到，治疗白癜风盲目寻求快速的康复效果，反而更容易适得其反，错过最佳的治疗时机。医生告诉他，他当时的病情处于进展期，首先要做到"停止发展"，其次是"恢复颜色"，最后是"抗复发治疗"。

经过近一年时间的治疗，周超最终收获了理想的治疗效果。虽然没有如愿准备考研，但毕业后他成功在一家债券公司就职。

从发现白癜风开始,到几经周折进行康复治疗,周超经历了与同龄人不一样的,很沉重的四年大学生活。但是他仍希望通过自己的治疗经历,鼓励更多白癜风病友,无论此刻正在经历怎样的失落和失望,希望大家通过他分享的康复经历,看到生活的希望,哪怕是一点曙光。

虽然经历诸多挫折,但是我们仍能从周超的身上看到他对生活的满腔热爱。对于很多白癜风患者而言,"再低微的日子里,也有江河。"他们的愿望不大,却足以抵上整个人生。

在人生的旅途中,每个人都会经历这样一段黑暗的隧道。放弃,坐在隧道里哭泣,便是不幸的开始;摸黑,含着泪走出去了,便是我们的成人礼。愿周超脸上的笑和眼里的光,能鼓励到更多白癜风病友,使他们都能更加热爱生活,勇敢面对疾病、战胜疾病,早日恢复健康。

 孩子,愿你茁壮成长

炎热的 7 月,几朵云儿懒散地飘在空中,树上的知了一刻不停地在鸣叫,偶尔有树叶随风摆动,却感受不到一丝的凉意。路上偶尔有行人走过,也是匆匆离去,像是怕极了这炎热的天气。广场中,几个小孩子围着一个足球在愉快地追逐嬉闹。

多多(化名)接到队友的传球,一个漂亮的停球,便顺着球的落点快速跑起来,在摆脱了对方后,猛地伸脚踢向皮球。然后,皮球也划出一个漂亮的圆弧,躲过门将的阻拦,冲进对方球门。"耶!终于赢了!"多多激动的挥着手臂,向周围的小伙伴炫耀来之不易的胜利。

在一片欢呼声中,多多捡起足球,和小伙伴道别:"我要回家吃饭了,咱们下午再来玩!"和伙伴们约好时间后,多多便回家了。

"你这一身汗,像个泥人了,快去先洗个澡,然后吃饭!对了,今天给你烧了你最爱吃的红烧排骨!"妈妈看着满身汗的多多,指着桌上的红烧排骨说道。多多虽然年纪小,但是因父母离异,也造成了多多坚强的性格。又因他从小就颇为懂事,十分讨街坊的喜爱。

多多冲完澡,换了一身干净的衣服,拿着毛巾边擦头发边朝着饭桌走来,夹了一块红烧排骨,大口咬了两下,便伸出大拇指,开心地告诉妈妈:"妈,今天你做的真好吃!"享受着母子两人的静怡时光,多多突然想起了什么似的,掀开衣服指着腹部的一块白斑,带着疑惑和妈妈说道:"妈,今天洗澡的时候,我发现肚子上有个白点,这是什么啊?"

妈妈一看多多肚子上黄豆大小的白斑,心中确实黯然一惊,但是脸上却没有透露出异样的表情,伸手拂去多多嘴角的米粒,安慰道:"快吃饭,没事的,咱们下午去医院看看!"

"好的,妈妈!"虽然多多还想着下午和小伙伴们约好踢球的事,但是也不想让妈妈不开心。

这个突如其来闯入多多生活的白斑,却没有让多多意识到,接下来他的人生会经历如此多的波折。

"这个不是什么大事,我给你开些药,然后早晚再抹这个,很快就好!"妈妈带多多来到县医院,医生检查了白点后,开了药吩咐道,"你先用着,先用一段时间再说!"

听到不是什么大事,多多妈便放心下来,道了声谢,带着多多离开了医院。

"妈妈,这个白点是什么呀?"多多想知道这个白斑到底是什么。

"你这个也不是什么大事,医生说这个是皮疹,抹药就好了!"想起医生说不是什么大事,妈妈安慰儿子道。

可是,回到家中后,多多虽然按照医生嘱咐准时用药,但是在接下来的好长时间,白斑也不见消退。随后,母子俩又来到县医院,医生却告诉多多妈,实在不行就去大城市好好检查一下。此时,意识到事情不是那么轻松,多多和妈妈心中没有了往日的那份恬然,多了份沉重。即使如此,妈妈也安慰多多:"多多,别担心,等国庆节的时候,妈妈带你去省城玩!"

其实,妈妈更多的是想带着多多去省城检查一下这个白点到底是什么,也好消除心中的疑问。

"白癜风!"拿着检测报告,多多妈听到这三个字的时候有些愕然,不敢相信地问一声:"大夫,我家孩子这个真的是白癜风吗?"此时,多多因为年纪小,并没有意识到这三个字代表着什么,也没有意识到白癜风会带给他什么样的未来!

因为多多还要上学，没有太充裕时间兼顾治疗，于是便带着医生开的药回到家中进行治疗。但是，用药两个月后，白斑和在县医院治疗的结果一样，依然没有好转。此刻，多多妈有些心慌了，便开始在网上搜寻其他人的治疗经历。

多年的治疗依然没有效果，康复无望的多多，连偏方也几乎都用遍了。五年过去了，多多已经长成一个小大人。白斑开始向身体其他部位蔓延，最后扩散到脸上。因为裸露的白斑，小伙伴们开始不和他玩耍，朋友也渐渐远离他，街坊邻居也对他指指点点，多多知道这一切都是因为白斑。从此，开朗、乐观的多多失去了往日的开心，变得郁郁寡欢起来。

看着妈妈又在唉声叹气，多多拉着妈妈的手不甘心地说："妈，实在不行我就不治了。"听到这句话，妈妈抹去多多眼角的泪水，安慰道："多多，虽然你现在长大了，有了自己的决定，但是妈妈希望你知道一个道理，不管遇到什么事，一定不要放弃，要坚强！"

"我亲戚二十多年的白斑，在北京治好了，那个医生神了。这都三年了，白斑也没有再出现，你应该带多多去北京试试！"后来，直到有一天，公司来了一个新同事，在上班的时候，多多妈听新同事说一个亲戚二十多年的重度白斑，在北京一家医院被治好后，消失多年的希望再一次被点燃。

下定决心后，多多妈便联系这家医院，经过沟通，决定在寒假的时候，带着多多朝着北京，带着希望出发了。

"我首先要告诉你，多多的白斑虽然不好治，但可以治！你必须配合我，能做到吗？"拿着检测报告，主治医生认真看着，其间不时地和多多妈交谈着，也询问多多这些年的治疗经历与发病原因。

听到医生肯定的语气与专业的分析，多多和妈妈忐忑的内心便平静了很多。谈起多多的白斑，医生颇为无奈地表示："找我看病的大多数都是病情比较严重，都是带着最后的希望来找到我。这也给我的治疗带来很大难度，但是也正是这种经历，让我更加了解白癜风患者多年不愈的身体与心理状态，也更易进行针对性治疗！"

针对多多常年使用药物涂抹及偏方这一现象，医生先为多多制订恢复方案，修复因多年用药导致的机体平衡紊乱，进而开启"停止发展、恢复颜色、不再复发"的三个治疗过程。住院半个月后，多多白斑边缘处便开始出现了色素带，白斑中间也出现了密密麻麻的小黑点。这给了多多和妈妈极大的信心，便安心待在北京进行治疗。

在北京住院期间，多多谨遵主治医生的医嘱，经过两个多月的精心治疗，开始进入到恢复颜色的重要阶段。由于需要回校完成学业，医生与院内其他专家一同经过论证，又特意为多多制订了出院治疗及用药方案，保障多多在不耽误学业的基础上，完成未完的治疗。

由于多年用药使身体产生抗药性，病症比较复杂，多多的白斑治疗时间相对较长、难度较大。所以，恢复时间便长了些。但是，多多并没有出现急躁心理，而是严格按照主治医生为他制订的治疗方案进行治疗。后来，经过长达一年多的治疗，多多已经完全恢复，目前已经进入巩固治疗不再复发阶段，同时恢复了正常的生活。

其实，人生就像是天上的云，不知道下一刻会飘向哪里。但是，只要我们心中有阳光，就一定会得到世间应属于我们的温暖。多多的治疗经历也告诉我们，身体出现疾病，我们首先要了解疾病，这样治疗起来才不会盲目。也愿多多在未来的日子里，记住这次白斑给他带来的挫折和困苦，祝福他守候着黎明和希望，带着坚强和认真，度过接下来的每一天！

 ## 九 一位白癜风患者母亲的"绝望十年"

——女子本弱，为母则刚

与很多同龄的四十多岁的母亲不同，彤彤（化名）的母亲早已白发斑驳，脸上皱纹也多是深浅不一，整个人看起来气色苍白缺少精气神。这是当时负责给彤彤治疗的主治医生对彤彤母亲的第一印象。

再次谈起彤彤母亲，医生对这对母女的身世经历充满了心疼和惋惜之情。彤彤第一次来到医院时已经十一岁了，但她与同龄孩子相比更加内向，不太敢直视陌生人的眼睛，说话轻声细语，性格方面比较怯懦。初诊时，医生便发现彤彤存在心理问题。

后来，在与彤彤母亲了解情况时，医生知道了这对母女令人惋惜的求医经历。彤彤在出生后不久就被确诊为白癜风。此时父母在孩子治病的问题上发生分歧，最终在彤彤一岁多时离异。随后父亲再婚，彤彤母亲独自带孩子治病。

从彤彤出生到2018年，这对母子几乎走遍全国多个地区的知名医院，花费高额费用，为此彤彤母亲将家里的房子变卖。很长一段时间，彤彤的病情都是暂时得到缓解，多次反复无效治疗后，孩子面部斑驳。彤彤母亲数次感到绝望，但是看到年幼的女儿，她仍不愿意放弃治疗的希望。

在彤彤治疗的近十年间，彤彤母亲主要在餐馆打工维持基本生活。更多时间是外婆带孩子在医院治疗。在彤彤母亲心中，她对于自己的母亲和孩子都有一份亏欠。

离异后，她没能给孩子足够的安全感，彤彤没有和正常的孩子一样成长。而且她一直认为是自己身体素质较差，所以孩子才得白癜风，这让她对女儿充满了愧疚。在陪孩子治病的十年中，孩子白斑遍布了身体多处，她自己的头发也斑白了。同时，年迈的母亲常年要在医院陪伴孩子，她对母亲也充满了愧疚之情。

彤彤在医院住院期间，医生在给彤彤做心理治疗的同时，也时常开导彤彤的母亲：白癜风是一种原发性、局限性或泛发性皮肤色素脱失症，是由于皮肤和毛囊的黑素细胞内酪氨酸酶系统的功能减退、丧失而引起的。白癜风病因复杂，导致白癜风发生的因素有很多，有一定的遗传概率，但遗传因素只占发病因素的很小一部分，一般是3%~5%左右；环境因素（如生活方式、工作环境、饮食习惯、精神状态及空气、水源等）也起着重要作用；一般遗传因素与环境因素都具备才会发病。

医生安抚彤彤妈妈放宽心，一定会给予孩子科学的、针对性的治疗。这给了彤彤母亲极大的心理安慰，她也再一次对治疗充满了信心。住院期间，医生根据彤彤的检查结果，制订了一套有针对性的治疗方案；同时叮嘱彤彤注意饮食和心理调节。经过半年多的治疗，彤彤的病情明显好转，身上白斑成功复色。母女用了近十年的时间终于恢复了正常的生活。

一个人的成长就像是一场博弈，获胜的唯一筹码就是坚持。幸运的是彤彤能够在妈妈的守护下，最终健康、幸福地成长。

十 这一段难忘的记忆，将激励着我珍惜未来的日子

美好的人生应该有一个难忘且绚丽的起点。高中生涯对学生建立一个良好的人生观及世界观极为重要。虽然人生处处是风景，但是不知道何时就会面临狂风和暴雨，为我们的人生画上浓重的一笔。走过这段阴暗历史，就会迎来浴火重生的蜕变。但是，也有很多人迷失在这段历史中，郁郁不安而走不出来。幸好，小越（化名）虽然有多年白癜风的病史，但是他的父母给予他无微不至的关怀，伴他走出阴霾。

怀揣着激动的心情，考上高中的小越终于和同学们见面了，相互诉说着学习和游戏上的事情。在鸟语花香的林子旁，小越和他的同学在进行军训。虽然一个个满头大汗，但是同学们目光坚定、站得笔直，都有一股不服输的劲。

经过几天艰难的适应，小越已经渐渐习惯军训的强度。放学回到家中，洗脸照镜子的时候，他无意中发现脸上多了几个斑点，但是却没有在意。也许这是很多白癜风患者的通病吧，面对突如其来的白斑，虽然觉得怪怪的，但是很少有人会给予足够的重视。也就是这种心理，让白斑折磨着很多人的生活。

后来，随着时间慢慢发展，小越脸上的白斑开始逐渐扩散。觉察不对的小越向父母说了脸上出现白点的事情。但是，父母也没有对小越脸上出现的白斑有所重视。青春期的男孩子，脸上出现痘和斑是常有之事，小越父母便没放在心上，只是带着他去了附近的诊所。

诊所的医生仔细地看了下，告诉小越和他的父母，说是孩子得了汗斑。此时正值最热的时候，想想也是正常。小越父母也未多想，进行咨询后，医生就开了些药膏让小越回家擦。这也是很多患者面临的问题，很多医生没有对白斑进行全面检测，便按照往日经验随意开药，不仅没达到针对性的治疗目的，还会因为错误用药，损伤原有健康的肌肤，以至加速白斑扩散。

后来，小越的白斑快速发展，很快就连成了斑块，病情开始变得严重起来。直到这个时候，他才明白，原来是被小诊所的医生给误诊误治了，白斑的正常治疗也因此被耽误！从此，白癜风开启了小越人生中不可磨灭的一段回忆。

后来病情越来越重,迅速恶化并蔓延至全身。小越也像是一个被遗弃的孩子,总是低着头独自行走在校园的角落,忍受着同学和朋友不一样的眼神和冷落。

从此以后,小越越来越不敢去学校,不敢和同学老师接触,开始有了自闭、抑郁心理。后来,为了治好白癜风,父母也带着小越去了大大小小多家医院,但是都对白斑没有任何办法;尝试过偏方、秘方、中药、自行照光等多种方法,白癜风终不见好转。虽然小越每一次都满怀着希望出发,得到的却是深深的失望和越来越多的白斑。但是,小越的父母从来没有放弃过治疗,因为他们不想让孩子被白斑折磨一辈子!

久治不愈的小越忍受着折磨人的时光。直到八年后的一天,经过病友介绍,他来到北京,有幸遇到了当时的主治医生。拿起检测报告,医生的一句话重新燃起了小越的治疗信心:"白癜风虽然不好治,但是是可以治好的!"随后,医生经过详细沟通及充分论证,给小越制订了极具针对性的治疗方案。

小越带着希望,在护士的协助下办理了住院手续。没想到,第九天就出现了奇迹,起床洗漱的时候,小越惊喜地发现白斑部位出现了一些黑点。那一刻,小越开心的都跳了起来,也找到了治疗白癜风的信心。

从此,小越认真听取主治医生的每一句话,也和医生建立了深厚的友谊。现在,虽然小越已经康复出院,但是一直按照医生的嘱咐,坚持循序渐进抗复发治疗。回家后经常与医生进行沟通,按时吃药、定期检查。虽然治疗白癜风的经历中充斥着困难与挫折,但是这次难忘的经历将永久铭刻在小越的记忆中,教他学会坚强、学会珍惜;教会他用心度过每一天,珍惜每一秒,用一生追求未来美好的时光。

 命运不会放弃每一个怀揣希望的孩子

2019 年的春天,因为一个小女孩灿烂的笑容,使北京变得更加温暖。一位模样靓丽的女孩,用她灿烂的笑容感染着周围的游客,她手里拿着几朵黄色的小花,开心地看着周围的风景。她叫萍萍(化名),来自黑龙江省齐齐哈尔市,曾经是一名白癜风患者,经过七年的波折,在北京成功复色后,在父母的陪同下,欣赏着北京美丽的风景。

15岁的萍萍天真烂漫,拥有让人羡慕的容颜和学习成绩。但是,命运总是会像开玩笑一样去捉弄人。2012年夏天的一个早晨,洗脸的时候萍萍无意发现额头处有三个米粒大小的白斑。经过检查,确诊为白癜风。因为父母务农较忙,便没有引起足够的重视,就在医院随便拿点药回去吃。谁也未曾想到,这次不重视给萍萍带来多大的伤害。

后来,白斑逐渐发展,已经有大面积扩散的趋势。为此,萍萍爷爷便带着她去市医院进行检查和治疗。拿药回来后,经过半个月的治疗,萍萍脸上的白斑渐渐被控制住了。但是,在一家人以为白斑要康复的时候,白斑却快速发展,脸部、鼻子、嘴唇、眉心,都开始变白。

从此以后,只要是出门,萍萍就会戴上口罩,躲避那些异样的眼神。同时,周围的窃窃私语也使萍萍越来越被孤立。后来因为父母的鼓励以及老师的帮助,萍萍在同学的呵护下,勇敢地摘下了口罩。也是这种呵护,让萍萍在患病期间感受到了浓浓的关爱,也使萍萍越来越坚定,不管治疗多么困难,也要治好白癜风。

随着白斑越来越多,萍萍的妈妈便带着她四处求医。省医院、市医院,专家、中医,甚至偏方土法都用了不少。只要是听说有效的,妈妈都会带她去尝试一下。虽然多年治疗都没有见到康复的希望,但是妈妈一直都在鼓励她:"人的一生中会遇到很多困难,但是只要不放弃,就会看到希望!"

可是,随后大约七年的时间里,萍萍的病情却始终未见好转。偶尔治疗有效果,却始终达不到复色的目的,甚至在使用偏方的时候出现过红肿起泡的现象。直到有一天,在走亲戚的时候,偶然间打听到北京有一个医生治疗青少年白癜风有着丰富的经验。因此,一家人在回到家中后,便商议趁着寒假去北京瞧一瞧。

第一次见面,在短短的沟通中,父女俩发现医生很善于捕捉信息,总能在细节中找到事物的根源。主治医生是一个极其负责的医生,不仅亲自为萍萍制订治疗方案,更事无巨细地为她讲解病情,开导她的心理问题,为萍萍建立治疗的信心。萍萍便在父亲的陪同下,进行住院治疗。

短短二十天的时间,萍萍就发现白斑处开始出现小黑点。父女俩开心地告诉了医生。主治医生表示,效果很好,这说明黑色素已经被激活!经过医生精心的治疗,萍萍的白斑在两个月后几乎都复色了。之后每隔半年,萍萍都要来京找医生做抗复发治疗,平时注意日常养护。直至今日,萍萍的白斑已复色成功,未见复发趋势。

 ## 治好白斑后,我竟然是如此的美丽

虽然白癜风不痛不痒,但是患白癜风的人都不得不面临一个非常现实的问题:因为白斑长在肌肤表面影响美观,让很多白癜风患者都面临着非常大的心理压力。大多数患者在患病初期,没有对疾病建立起足够的认识,进而出现误诊、误治的现象,这也让患者在通往健康的道路上多了一层阻碍。

丽丽(化名)是河北石家庄人,21岁。与很多同龄人不一样的是,丽丽在她最美的年纪,不是与朋友聚会、游玩,而是在医院和医生、护士为伴。每每躺在病床上,丽丽都憧憬着有一天能够开始新的人生,再次拥有美丽的容颜,回归幸福的生活。而这种对美丽和健康的渴望,是正常人无法理解的,却也是白癜风患者内心最大的心愿!

爱美是所有女人的天性,但是白斑却剥夺了丽丽爱美的权利。在患白癜风的5年中,不管多热的天气,丽丽都会穿着长袖、戴着口罩出现在学校。很多时候,丽丽都觉得自己是那样的格格不入,而又无能为力。曾经爱笑的她,也因为裸露的白斑和朋友们的窃窃私语,而变得敏感起来。

白癜风带给丽丽的伤害,更多的是心理上的,那一段难忘的治疗经历至今都让她无法忘怀。曾经一起玩闹的同学开始背着丽丽低语,偶尔也会有不同的眼神,刺激着丽丽越来越脆弱的心。也许是不该承受的年纪承受了太多的痛苦,丽丽开始抱怨,经常觉得很委屈,时常躲在角落,一个人默默地流泪。

虽然白斑带给丽丽很多的痛苦和折磨,但是面对父母无微不至的关怀,丽丽心中多了份温暖。她知道,面对父母无法抱怨,甚至连流泪的权利也没有。她明白父母为了她的病承受了多少压力;也知道白头发日渐增多的父母内心承受着多大的折磨。

< 128 >

每个子女都是父母手心的宝。而多年来，丽丽的父母因为她的病情默默地承受着巨大的经济和生活压力，承受着不理想的治疗结果。这一切让这个曾经幸福的一家子变得有些沉重，而不愿意让父母失望的丽丽，则收起悲伤，治好白癜风，便成了丽丽最大的心愿。

功夫不负有心人，上天也不会放弃每一个心怀希望的人！到了2019年的春天，当白斑再次扩散的时候，丽丽来到了北京。原本已经丧失信心的丽丽，在主治医生的精心治疗下，七天的时间，白斑部位便出现了大面积的小黑点。这让丽丽一家人喜出望外，对白斑康复充满了信心！

丽丽患病时间比较长，经过多年治疗身体已经有了一定的抗药性；并且因为使用偏方，给白斑部位肌肤造成了很严重的损伤，但是医生在查明病因的情况下，根据丽丽目前的身体和白斑状态，制订了极具针对性的治疗方案。主治医生竭尽全力，丽丽努力配合，经过"停止发展、恢复颜色、防止复发"三个阶段，丽丽终于在五个月后成功复色。